rororo

rororo gesundes leben
Lektorat Katrin Helmstedt

Aljoscha A. Schwarz
Roland P. Schweppe

Das Buch vom Bauch

Harmonie und Wohlbefinden durch sanfte Massagen und meditative Übungen

Rowohlt Taschenbuch Verlag

Wichtiger Hinweis:

Die Ratschläge in diesem Buch sind zwar nach bestem Wissen und Gewissen sorgfältig erwogen und geprüft worden, die Informationen und Ratschläge stellen jedoch keinen Ersatz für medizinische Betreuung dar. Eine Haftung für den Eintritt des Erfolges oder eine Haftung für Personen-, Sach- oder Vermögensschäden, die sich aus dem Gebrauch oder Mißbrauch der in diesem Buch dargestellten Nahrungsmittel, der Methoden oder sonstigen Hinweise ergibt, ist für Verlag, Autor und / oder deren Beauftragte ausgeschlossen.

Veröffentlicht im Rowohlt Taschenbuch
Verlag GmbH, Reinbek bei Hamburg, Juni 1999
Copyright © 1997
by Heinrich Hugendubel Verlag, München
Umschlaggestaltung Barbara Thoben
(Foto: Jahreszeitenverlag, Christian Dahl)
Fotos: photodesign Wolfgang Pfau,
Baldham bei München
Satz Bembo PostScript,
QuarkXPress 3.32
Gesamtherstellung Clausen & Bosse, Leck
Printed in Germany
ISBN 3 499 60374 8

Inhalt

Vorwort

Unsere Gesundheit, unsere Vitalität und unser seelisches Wohlbefinden hängen sehr von dem Zustand unseres «Bauches» ab.
Während diese Tatsache in den östlichen Traditionen bereits seit
Tausenden von Jahren bekannt ist, wird man bei uns im Westen mit
einer derartigen Aussage noch oft auf einige Verwunderung stoßen.

Dabei leben wir heute in einer Zeit, in der das Verantwortungs-
bewußtsein für die eigene Gesundheit in unserer Gesellschaft
enorm angestiegen ist. Die explosionsartige Verbreitung alternati-
ver Heilmethoden, wie etwa der Reflexzonentherapie oder der
Bach-Blütentherapie, bezeugt, daß immer mehr Menschen auf der
Suche nach Möglichkeiten sind, an ihrer eigenen Heilung und
ihrem Wohlbefinden bewußt mitzuwirken und diese nicht wie bisher allein dem Arzt oder dem Schicksal zu überlassen.

Das erhöhte Interesse an einer gesunden und natürlichen Lebensweise hat dazu geführt, daß viele Methoden, die aus dem
Osten zu uns gekommen sind, endlich die ihnen gebührende Be-
achtung finden konnten. Denken wir nur etwa an die Verbreitung
von Yoga- oder Tai-Chi-Kursen, die inzwischen nicht nur zum
festen Bestandteil der Volkshochschulprogramme geworden sind,
sondern sogar von Krankenkassen unterstützt und gefördert werden.

Auf der Suche nach neuen Möglichkeiten im Bereich der Ge-
sundheitsvorsorge und Therapie sind aber nicht nur östliche Methoden in den Mittelpunkt des allgemeinen Interesses gerückt.
Auch westliche Therapieformen, wie die bereits erwähnte Reflex-
zonen-, die Bach-Blüten-, aber auch die Aromatherapie, die Bioenergetik usw. finden immer mehr Anhänger.

In Anbetracht dieser positiven Entwicklung ist es höchst verwunderlich, daß eine überaus leicht erlernbare, vielseitig anwend-
bare und äußerst wirksame Methode wie die Bauchmassage hierzulande bis heute nahezu unbemerkt bleiben konnte.

Dies mag möglicherweise daher rühren, daß das Verhältnis des modernen Menschen zu seinem Bauch und somit auch sein Verhältnis zu seinen vitalen, emotionalen und letztlich auch sexuellen Energien leider ein relativ gestörtes ist. Die weitverbreitete Ablehnung der Körpermitte muß als Folge unserer Zivilisation angesehen werden, denn sie ist überall dort spürbar, wo die einseitige Ausrichtung auf Leistung und Erfolg sowie die Überbetonung des rationalen, mechanistisch-technischen Denkens die Vorherrschaft übernommen und natürliche Impulse weitgehend verdrängt haben.

Ein weiteres trägt sicher auch das heutige Schönheitsideal bei. Schlank um jeden Preis – das ist die Devise. Das Ideal der schlanken Taille und des flachen Bauches ist zum Schlankheitswahn geworden. So quält und kasteit sich die weibliche Bevölkerung seit Jahren in der oft unbegründeten Hoffnung, daß die neue Diät nun doch endlich anschlagen möge. Und auch der Mann, der einiges dazu beigetragen hat, das Idealbild der schlanken, sportlichen Frau heraufzubeschwören, ist inzwischen zum Opfer dieses Schlankheitswahns geworden. Spätestens seit die Werbung den schlanken Mann für die Vermarktung zahlreicher Konsumgüter entdeckt hat, hat auch der moderne Mann seinem Bauch den Krieg erklärt.

Wie sich gezeigt hat, können Diäten, Kuren und andere selbstauferlegte Qualen das Problem des Übergewichts jedoch nicht lösen. Schon das Zwanghafte und Schmerzvolle solcher Prozeduren verdeutlicht, wie wenig körperbewußt, ja wie körperfeindlich wir hier mit uns selbst umgehen.

Mit diesem Buch wollen wir den Bauch in den Mittelpunkt Ihres Interesses rücken. Wir werden versuchen, ein Gegengewicht zu den genannten, unserer Ansicht nach höchst gefährlichen Entwicklungen zu schaffen, und wir werden Ihnen zeigen, wie Sie innerhalb kurzer Zeit lernen können, Ihren vielleicht so ungeliebten Bauch wieder «anzunehmen». Durch Massagetechniken sowie durch körperliche und meditative Übungen, den «Übungen der Mitte», werden Sie entdecken, wie befreiend es sein kann, seinen Bauch zuzulassen und liebenzulernen – was noch lange nicht heißt, daß Sie sich mit Übergewicht und störenden Fettpolstern abfinden müssen, falls diese Sie wirklich stören!

Nicht zuletzt werden die Bauchmassage und die Stimulation der Bauchreflexzonen nämlich auf sanfte Weise dazu beitragen, daß Sie mühelos zu *Ihrem persönlichen* Idealgewicht finden, das heißt zu dem Gewicht, mit dem Sie sich wohl fühlen und mit dem Sie gesund bleiben können – unabhängig davon, was die Diät-Drink-Werbung Ihnen weismachen will. Als Ergänzung zur Bauchmassage werden wir Ihnen eine sanfte, ungefährliche Form der Darmreinigung beschreiben, die Sie nach Wunsch ein- bis zweimal im Jahr durchführen können, und die Ihnen ebenfalls dabei helfen wird, Gewichtsprobleme in den Griff zu bekommen – wobei es auch hier nicht um eine «Diät», sondern um die *bewußte Zuwendung zur eigenen Mitte* geht, wodurch sich Ernährungsfehler im Lauf der Zeit ganz von selbst auflösen werden.

Dabei sollten wir jedoch nicht vergessen, daß sowohl die Darmreinigung als auch die Bauchmassage und die Beschäftigung mit der Körpermitte nicht in erster Linie der Gewichtsreduktion dienen, denn diese ist nur ein angenehmer Nebeneffekt. In erster Linie ist die in diesem Buch dargelegte «Arbeit am Bauch» ein Weg, wie Sie Ihr körperlich-seelisches Gleichgewicht und somit auch eine vollkommene Gesundheit erlangen beziehungsweise wiederherstellen können. Und in diesem Sinne ist die Entdeckung der eigenen Mitte sogar eine Form der körperorientierten, sanften Therapie.

Hierbei möchten wir den Begriff «Therapie» jedoch im ursprünglichsten Sinne des Wortes als «Heil-behandlung» verstanden wissen, also als eine «Be-handlung», bei der Sie mittels Ihrer *Hände* sich selbst oder Ihrem Partner helfen, wieder *heiler* und vollständiger zu werden und auch jene Teile zu akzeptieren und zu integrieren, mit denen die meisten von uns ihre mehr oder weniger großen Probleme haben.

Daß die Bauchmassage auch im körperlichen Sinn eine heilende Wirkung hat, ist im Osten schon seit Jahrhunderten bekannt. Denken wir einmal darüber nach, wie viele der bei uns auftretenden Erkrankungen direkt mit unserem Bauch zusammenhängen, wird dieser Zusammenhang uns nicht weiter verwundern.

Jeder von uns hat sicher schon einmal Probleme mit seiner Verdauung gehabt. Beschwerden und Erkrankungen wie Verstopfung, Übelkeit, Aufstoßen, Durchfall, Magenschmerzen, Erbrechen usw. gehören dabei noch zu den weniger dramatischen, wenn auch recht lästigen Leiden. Aber auch ernstere Krankheiten wie Magenschleimhautentzündungen, Magengeschwüre, Blinddarmentzündungen, Darmkoliken und sogar Magen- und Darmkrebs verbreiten sich hierzulande leider scheinbar unaufhaltsam.

Abgesehen von Störungen, die direkt mit unserer Verdauung zusammenhängen, leiden auch unsere Bauchorgane wie Leber, Galle, Milz, die Nieren, die Blase und selbst die Geschlechtsorgane, wenn wir uns zuwenig um unsere Körpermitte, um unseren Bauch kümmern!

Da der Bauch das vitale Zentrum des Menschen darstellt, können wir über die Behandlung der Bauchreflexzonen und der Bauchmeridiane aber auch Bereiche ansprechen, die zunächst nicht direkt mit dem Bauch in Verbindung gebracht werden. So können wir den Kreislauf stabilisieren, die Atmung harmonisieren, Wärme im Körper erzeugen und die Immunabwehrkräfte steigern – und nicht nur das: wir können über den Bauch auch unsere Psyche stark unterstützen, können verlorengegangenes Vertrauen wiedergewinnen, Ängstlichkeit überwinden und Nervosität meistern.

In diesem Buch werden wir die Behandlung des Bauches leicht verständlich und für jeden praktizierbar darstellen. Die vorgestellte Bauchmassage hat ihren Ursprung in östlichen ganzheitlichen Methoden wie dem Shiatsu (Akupressur) und Akupunktur, geht aber in vielen Aspekten darüber hinaus.

In Japan bezeichnet man denjenigen Teil der Shiatsu-Fingerdrucktherapie, der sich mit den Bauchzonen befaßt, als *Ampuku*. Obwohl Ampuku also als Teilbereich des Shiatsu anzusehen ist, wird diese Form der Bauchmassage in Japan oft eigenständig zur Behandlung verschiedenster Krankheiten und seelischer Disharmonien eingesetzt.

Da es uns vorwiegend darum geht, die Bauchmassage in leicht verständlicher Form zu vermitteln, werden wir auf östliche Begriffe möglichst weitgehend verzichten. Neben der Partnermassage werden wir auch auf die Eigenbehandlung eingehen, die es uns ermöglicht, mit geringem Zeitaufwand viel für unser Wohlbefinden zu tun, Krankheiten vorzubeugen oder, wo nötig, Beschwerden zu lindern und die Heilung zu unterstützen.

Über die Anwendung der Massagegriffe werden aber nicht nur energetische Störungen, die ja letztlich immer Ursache für spätere Erkrankungen sind, behoben, sondern es wird dem Menschen auch sein Zentrum – der Bauch – wieder nähergebracht.

Abgesehen von den Techniken der Bauchmassage werden wir Ihnen im Kapitel «Leben aus dem Zentrum» auch noch die «Übungen der Mitte» zeigen, die Ihnen helfen werden, Ihre Bauchenergie zu stärken und Erfahrungen mit Ihrer eigenen Mitte zu sammeln.

Während wir unseren allgemeinen Gesundheitszustand oder den unseres Partners durch die Bauchmassage deutlich verbessern und auch zahlreichen Krankheiten vorbeugen können, dürfen wir diese Massage nicht bei schwerwiegenden Erkrankungen durchführen. Bei allen genannten Kontraindikationen für die Massage steht uns aber eine andere, äußerst sanfte Möglichkeit zur Verfügung, um die Heilung auch schwerer Erkrankungen wesentlich zu beschleunigen. Dabei handelt es sich um eine Form des Handauflegens, bei der es um Energieübertragung und Heilung durch Berührung geht und bei der der Bauch wiederum im Mittelpunkt der Praxis stehen wird.

Durch das Kennenlernen der eigenen Körpermitte und durch die Erfahrungen, die Sie bei der Bauchmassage und den «Übungen der Mitte» im körperlichen, emotionalen und spirituellen Bereich machen werden, werden Sie Ihr Körperbewußtsein schrittweise verfeinern, sich Ihrer vitalen Kräfte bewußt werden und Berührungsängste zu Ihren Gefühlen abbauen.

Die Hinwendung zu Ihrer Körpermitte wird Ihnen aber nicht nur helfen, sich selbst und Ihren Partner besser kennenzulernen, sondern sie wird Ihnen naturgemäß auch den Kontakt zur Erde – unserem Mutterplaneten – bewußtmachen und diesen Kontakt intensivieren.

Nicht zuletzt ist die Beschäftigung mit dem Energiezentrum Bauch nämlich eine wunderbare Möglichkeit, das Bewußtsein für seinen natürlichen Ursprung und für das Getragen-Sein und die Geborgenheit zu entwickeln, die unsere Erde uns schenkt. Indem wir uns unserem Bauch zuwenden, werden wir uns zunehmend mit der Quelle unserer Lebenskraft verbinden und dadurch eine stabile Basis für unsere Handlungen, unsere Beziehungen, Erfahrungen – für unser Leben schaffen.

Der Bauch,
die Mitte des Menschen

Der gesunde Bauch

Wie bereits im Vorwort erwähnt, ist der Bauch von zentraler Rolle für den Gesundheitszustand, und es ist sicher nicht übertrieben zu sagen, daß ein gesunder Bauch die Voraussetzung für Gesundheit und Wohlbefinden ist.

Vielleicht mag diese Aussage Sie erstaunen, wenn Sie meinen, daß Ihr Bauch doch wohl nicht so wichtig sein kann, und daß – wenn Sie nicht gerade an deutlich spürbaren Bauchschmerzen oder Verdauungsstörungen leiden – alles in bester Ordnung sei. Ohne Sie beunruhigen zu wollen, muß doch gesagt werden, daß dem durchaus nicht so ist. Zwar stimmt es, daß man wohl kaum von «Wohlbefinden» sprechen und sich so richtig gesund fühlen wird, wenn man an direkt mit dem Bauch zusammenhängenden Beschwerden leidet und es mit einer lästigen Verstopfung, mit Sodbrennen oder einer nach dem Verzehr eines reichhaltigen, fetten Abendessens auftretenden Übelkeit zu tun hat.

Obwohl diese und vor allem auch ernsthafte Erkrankungen von Magen, Darm, Leber usw. schon Grund genug dafür wären, sich dem Bauch mit mehr Einfühlungsvermögen zuzuwenden, ist der Bauch aber auch indirekt an einer Fülle von Krankheiten beteiligt, die gar nicht alle aufgezählt werden können. Lieber soll darauf hingewiesen werden, inwieweit es eine sinnvolle Entscheidung von Ihnen wäre, sich in Zukunft etwas mehr um Ihre Körpermitte und Ihren Bauch zu kümmern.

Gut verdaut ist halb gewonnen

Der Bauch ist der Ort, an dem die Verdauung stattfindet, und damit gewissermaßen das Chemielabor des Körpers. Schließlich muß jedes Nahrungsmittel, das man zu sich nimmt, den Weg durch den Bauch passieren, und das liegt nun nicht etwa daran, daß die Schwerkraft dafür verantwortlich wäre, daß die Nahrung, die man oben «einfüllt», im Körper nach unten fällt, wo sie dann ausgeschieden wird.

Vielmehr geht es beim Essen und vor allem bei der Verdauung darum, wichtige Nährstoffe aufzunehmen und sie in einer Weise umzuwandeln, daß der Körper etwas damit anfangen kann.

Der Bauch ist also der Ort, an dem diese Verwertung der Nahrung stattfindet, so daß das Verspeisen beispielsweise eines Tellers Gemüsesuppe nicht nur dazu führt, daß körperliche Funktionen aufrechterhalten werden, sondern daß sich auch emotionale und gedankliche Prozesse vollziehen können und man beispielsweise vom nächsten Urlaub in der Südsee träumen kann. Die Verdauung ist daher ein Vorgang, der weit über das «rein Körperliche» (das es, wie noch gezeigt wird, ohnehin nicht gibt) hinausgeht. Je besser die Verdauung ist, desto besser «funktioniert» der Mensch, sprich, desto besser arbeiten seine Organe, desto reibungsloser funktioniert der Stoffwechsel und desto gesünder wird er letztlich auch sein.

Kranker Darm, kranker Mensch

Die Bauchmassage wie auch einige Übungen, die später noch beschrieben werden, aber auch eine sanfte Form der Darmreinigung können entscheidend dazu beitragen, die Verdauung zu verbessern.

Ein Großteil der Verwertung von Nahrungsmitteln findet im schlauchförmigen Darm statt, wo wichtige chemische Zersetzungs- und Umwandlungsprozesse nicht nur dafür verantwortlich sind, daß das Blut und damit die Zellen mit lebensnotwendigen Nährstoffen versorgt werden, sondern die auch eine entgiftende Funktion haben.

In der Naturheilkunde wird das Augenmerk schon lange auf den Zustand des menschlichen Darms gelegt. Man hat nämlich herausgefunden, daß eine unzulängliche Verdauung im Darm alle möglichen Erkrankungen zur Folge haben kann, was ganz einfach daran liegt, daß die Entgiftung im kranken Darm nicht mehr richtig funktioniert. Die Gifte, die der Darm nicht mehr bewältigen kann, überschwemmen den Organismus und belasten die Leber, die Nieren – ja schließlich sämtliche Organe, es kommt zu Hautausschlägen, Lungenerkrankungen, Gicht, rheumatischen Erkrankungen usw.

Da der Zustand des Darms natürlich auch in hohem Maß von der Ernährung abhängt, sollte man es unbedingt vermeiden, sich durch zu reichhaltige, zu fette, süße oder konservierte Nahrung zu belasten.

In der Tat ist die Ernährung jedoch nur ein Aspekt des Problems, der zwar wichtig ist, den Kern der Sache jedoch nicht wirklich trifft. Das eigentliche Problem entsteht nämlich dadurch, daß eine Entfernung von Bauch und von der Mitte stattgefunden hat. Viele sind sich ihres Bauches und ihrer Bedürfnisse kaum noch bewußt und haben den Kontakt verloren.

Durch die Bauchmassage und die «Übungen der Mitte» werden Sie lernen, wie Sie diesen Kontakt wieder aufbauen können. Ist dies gelungen, so sind auch Ihre Darm- und Ernährungsprobleme behoben, denn ein Mensch, der ein Gefühl zu seinem vitalen Zentrum aufgebaut hat und mit seinem Bauch verbunden ist, wird seinen Darm nicht dadurch schädigen, daß er sich falsch ernährt.

Kühler Kopf, warmer Bauch

Sicherlich kennen Sie den großmütterlichen Rat, darauf zu achten, die Füße warm zu halten – vor allem in der kalten Jahreszeit. Warme Füße und ein kühler Kopf, das sind beim Menschen so untrügliche Zeichen für Gesundheit, wie es beim Hund die feuchte, kalte Nase ist.

Leider hat Oma es möglicherweise versäumt, einen weiteren wichtigen Tip für die Erhaltung der Gesundheit zu geben: daß nämlich auch der *Bauch* warm zu halten ist. Ebenso wie die Füße, spielt auch der Bauch eine wichtige Rolle für die Gesundheit, da er reflektorisch mit dem gesamten Körper verbunden ist. Wie Sie vielleicht wissen, stehen die Füße durch Fußreflexzonen mit verschiedenen Organen in Verbindung. Dasselbe gilt aber auch für den Bauch, der im Osten schon lange als vitales Zentrum der Lebensenergie bekannt ist und der ja immerhin die körperliche Mitte bildet, was man von den Füßen nicht unbedingt sagen kann.

Es wird noch deutlicher werden, wie der Bauch über Reflexzonen, aber auch über Meridiane und energetische Punkte mit dem gesamten Organismus in Verbindung steht. Daraus folgt natürlich auch, daß im Bauchbereich erzeugte Wärme den ganzen Körper aufwärmt – eine Tatsache, die Ihr Partner oder Ihre Partnerin während der Bauchmassage und Sie selbst vor allem bei der Selbstbehandlung und den *«Übungen der Mitte»* noch am eigenen Leib erfahren werden.

Die Psychosomatik des Bauches

Die Psychosomatik ist der Bereich der Medizin, der sich mit den Zusammenhängen zwischen der Seele – «Psycho» – und dem Körper als Ganzheit der Zellen – «Soma» – beschäftigt. Die von der Schulmedizin anerkannte Psychosomatik besagt, daß zahlreichen körperlichen Erkrankungen und Leiden seelische Ursachen zugrunde liegen. Das heißt, der Körper leidet, wenn die Seele leidet. Diese Beobachtungen haben sich in den letzten Jahren bestätigt, und in einem neueren Zweig der Medizin, der Psychoneuroimmunologie, hat man damit begonnen, den direkten Einfluß von Gedanken und Gefühlen auf den Körper zu erforschen.

Indes sind die psychosomatischen Gesetze keine Neuigkeit, denn auch im Volksmund kennt man zahlreiche Redewendungen, die darauf hindeuten, daß diese Zusammenhänge schon seit jeher bekannt waren.

In dem Buch «Krankheit als Weg» von T. Dethlefsen und R. Dahlke werden diese Zusammenhänge sehr genau beschrieben.

Auffällig ist, daß gerade auch der Bauch gefährdet ist, psychosomatischen Erkrankungen zum Opfer zu fallen. Tatsächlich wirkt sich die seelische Verfassung nämlich sehr stark auf die Körpermitte aus. Insbesondere Verdauungsprobleme, Magenschmerzen, Bauchweh, aber auch Magen- und Darmgeschwüre und Unterleibsleiden bei Frauen haben häufig psychosomatische Wurzeln. Inzwischen geht man davon aus, daß die meisten «Bauchleiden» nicht zuletzt auch zu einem großen Teil durch die seelisch-geistige Verfassung der Patienten bedingt sind.

Als Auslöser für viele dieser Erkrankungen gelten eine hektische Lebensweise und diverse Ängste, die zu Streß führen. Diese inneren Spannungszustände führen dann je nach Typ zu verschiedenen Symptomen. Bei Magenerkrankungen geht man beispielsweise davon aus, daß der Grundkonflikt oft in einem Bedürfnis nach Anlehnung und Geborgenheit und dem Wunsch, geliebt zu werden, auf der einen, und der Angst vor Enttäuschung und Verletzung auf der anderen Seite besteht. Dieser Konflikt, in dem auch der Mangel an Anerkennung eine zentrale Rolle spielt, führt in vielen Fällen zu übertriebenem Ehrgeiz und einer einseitigen Orientierung an Leistung und zu der Einstellung «Ich muß alles schaffen» und damit zu Überforderung.

Probleme mit dem Bauch sind jedoch vielfältig, und sie treten natürlich nicht nur bei ängstlich-nervösen Menschen auf. Oft genügt es schon, daß einem «etwas im Magen liegt», daß man sich in Anbetracht einer Prüfung vor Angst «in die Hosen macht», daß man irgend etwas «nicht mehr verdauen kann» oder «etwas in sich hineinfrißt». Auch wird einem gelegentlich «übel vor Angst» oder vielleicht findet man sein Gegenüber einfach «zum Kotzen» usw. Es gibt zahlreiche solcher Beispiele, die belegen, wie stark der Bauch auf seelische Probleme anspricht.

Wenn Sie beginnen, sich mit Ihrem Bauch zu beschäftigen und sich auf den Weg in Ihr Zentrum zu begeben, werden Sie sehr viel empfänglicher für solche Zusammenhänge werden. Vor allem aber werden Sie erfahren, wie heilsam die Harmonisierung der Körpermitte durch liebevolle Zuwendung für Ihre körperliche und seelische Gesundheit ist.

Der Bauch und die Gefühle

Keine Angst vor Bauchgefühlen

20 Der Bauch stellt nicht nur das Zentrum des Körpers dar, sondern ist auch auf das engste mit den Gefühlen verbunden. Dies liegt ganz einfach an der oben erwähnten Tatsache, daß der Bauch als Mitte des Körpers, der ja kein toter, sondern ein lebendiger, beseelter Körper ist, ununterbrochen von Gedanken und vor allem von Gefühlen beeinflußt wird.

Leider haben viele die Beziehung zu ihrer Körpermitte verloren. Die Gefühle, die im Bauch lauern, sind ihnen oft nicht ganz geheuer. Es scheint nämlich recht gefährlich zu sein, starke Gefühle wie Wut oder Trauer zuzulassen, denn allzu leicht könnte man so die Kontrolle verlieren, die der Kopf über das gesamte Leben ausübt und an die man ihn so sehr gewöhnt hat.

Es ist deshalb ganz normal geworden, seine Bauchgefühle zu unterdrücken.

Doch warum schneidet man sich eigentlich von den Emotionen des Bauches ab? Mag das vielleicht daran liegen, daß der Bauch eine sehr empfindliche, verletztliche und relativ ungeschützte Stelle des Körpers ist? Schließlich liegen lebenswichtige Organe im Bauch, und so ist er in der Tat ein Bereich, in dem man leicht zu verletzen ist und in dem auch psychische Verletzungen spürbar werden. Möglicherweise ist man schon zu oft verletzt, zu oft enttäuscht worden, und vielleicht hat man es sich irgendwann vorgenommen, sich unverletzlich zu machen, als man sich in einem Moment tiefer Verletztheit sagte: «So etwas passiert mir nie wieder, das lasse ich nicht noch einmal zu!»

Es ist nur allzu verständlich, daß Emotionen lieber «heruntergeschluckt» werden, als sie auszuleben. Und doch ist es ungeheuer wichtig, daß man wieder lernt, Gefühle zuzulassen, die tief im Bauch «vergraben» sind, da man sonst seine Lebendigkeit einbüßt. Das Empfinden unmittelbarer Gefühle ist nämlich auch eine Fähigkeit, und wie jede Fähigkeit kann man sie verlernen. Wer nun meint, er hätte seine Probleme überwunden, nur weil er seine Gefühle «überwunden» hat, der irrt, denn der Mensch will nicht nur leben, er will auch fühlen, und vor allem will er fühlen, daß er lebt.

Trauer, Freude, Angst und die Wut im Bauch

Gefühle aus dem Bauch werden unterdrückt, doch das liegt nicht immer nur daran, daß es vorgezogen wird, die Kontrolle zu bewahren oder sich unverletzbar machen zu wollen. Einer der Hauptgründe für die Unterdrückung des Bauches als Zentrum der Gefühle liegt nämlich in der Erziehung.

In vielen Fällen erziehen Eltern ihre Kinder hierzulande dazu, Gefühle zu unterdrücken. Gerade Jungen wird immer wieder die «Indianer-weine-nicht-Haltung» eingetrichtert, was davon zeugt, daß die Eltern ihrerseits unfähig sind, mit starken Gefühlen umzugehen, weil auch sie den Kontakt zu ihrem Bauch verloren haben.

Gefühle wie Angst, Trauer oder Freude gehören jedoch zu den wenigen Möglichkeiten, wirklich tiefe Erfahrungen im Leben zu machen und ein großes Maß an Lebendigkeit zum Ausdruck zu bringen. Das Unterdrücken der «Wut im Bauch» oder von Trauer und Angst heißt ja nicht, daß diese Gefühle im Nichts verschwinden. Statt dessen verlagern sich unausgelebte Gefühle in den Körper.

Gefühle sind Energien. Das spüren Sie auch, wenn Sie einmal in dem Moment, in dem starke Gefühle auftreten, auf Ihren Körper achten. So werden Sie beim Lachen, aber auch beim Weinen und Schluchzen, körperliche Reaktionen bemerken. Bei großer Trauer etwa setzt sich die emotionale Energie in Bewegung um, so daß es zu einem Beben des Unterkiefers und zu rhythmischer Verkrampfung der Bauchmuskeln kommt. Durch die körperliche Reaktion befreit sich die Psyche von der emotionalen Belastung, und jeder wird schon einmal die Erfahrung gemacht haben, wie befreiend Weinen sein kann.

Leider führt die Ablehnung des Bauches und damit die Ablehnung der Gefühle dazu, daß der Bauch allmählich fester und un-

durchlässiger wird, so daß schließlich auch muskulöse Blockaden entstehen, indem die Bauch- und Zwerchfellmuskulatur, aber
auch die Muskeln im unteren Rücken sich immer mehr verfesti-
gen. Diese muskulösen Blockaden werden zur Gewohnheit, man
gewöhnt sich an das Unterdrücken der Emotionen. Durch diese
Gewohnheit kommt es zu Abstumpfung und emotionaler Verar-
mung, unter der die Seele ebenso konkret leidet wie der Körper
unter den muskulösen Verhärtungen und den damit zusammenhängenden Schmerzen.

Durch die Beschäftigung mit der Körpermitte können zahlreiche
Blockaden aufgelöst werden. Die Berührung des Partners oder auch
die Hinwendung zur eigenen Mitte während der Selbstbehandlung
erhöhen den Energiefluß, wodurch nicht nur körperliche, sondern
eben auch psychische Blockaden gelöst werden, was konkret dazu
führt, daß allmählich die Fähigkeit entsteht, mehr Ausdruck zuzulassen. Tatsächlich stellen die Bauchmassage wie auch die «Übungen
der Mitte» gute Möglichkeiten dar, die Energie wieder in der Körpermitte zu sammeln und so eine einseitige «Betonung des Kopfes»
zu vermeiden. In dem Moment, in dem der Überschuß an Energie
im Kopfbereich und damit eine übermäßige gedankliche Tätigkeit
abgebaut wird, wird es zunehmend leichter, sich der Gefühle wieder bewußter zu werden, die Vergewaltigung der Gefühle durch die
Ratio zu unterbinden und natürliche Gefühle wie Trauer, Wut,
Angst, aber auch Freude und Lust wieder vermehrt zuzulassen.

Der Bauch – Zentrum weiblicher Energie

Wenn im Zusammenhang mit der Körpermitte von Gefühlen und
Emotionen gesprochen wird, so darf nicht vergessen werden, daß
der Bauch auch das Zentrum der weiblichen Energie ist.
    Wie im Kapitel «Esoterische Bauchgeheimnisse» noch genauer
erläutert wird, wird der Bauch seit jeher der Erde, der Mutter, dem
weiblichen Pol zugeordnet.
    Im Yoga wird beispielsweise davon ausgegangen, daß der weibli-

che Pol im Beckenboden, der männliche im Kopfbereich lokalisiert ist. Auch in der «Yin- und Yang-Philosophie» des Fernen Ostens finden sich Entsprechungen, in denen von Yin als dem weiblichen Pol, der weiblichen Energie im Gegensatz zu Yang, dem männlichen Aspekt, die Rede ist. Auch hier sind wieder die Zusammenhänge zwischen Weiblichkeit, Erde, unterem Körperbereich, Bauch, Wärme, Geborgenheit und den Gefühlen zu entdecken.

Daß der Bauch das Zentrum der weiblichen Energie ist, heißt natürlich nicht, daß der Mann in seinem Bauch nun nichts verloren hätte. Während die Frau in der Regel einen sehr viel besseren Zugang zu ihren Gefühlen hat und leichter aus dem Bauch heraus, also spontan reagieren kann, fällt es dem «Herrn der Schöpfung» meist sehr viel schwerer, Kontakt zu diesen weiblichen Bereichen herzustellen.

Und doch muß jeder Mensch – so er nicht an Körper und Seele erkranken will – es lernen, seine männlichen und weiblichen Aspekte zu entwickeln.

Das Kribbeln im Bauch

Der Bauch ist der Bereich, in dem auch viele zarte Gefühle «aufgehoben sind». Alle kennen sicher das «Kribbeln im Bauch», das immer dann auftritt, wenn man sich Hals über Kopf in jemanden verliebt hat. Und glücklich sind alle, die dieses Gefühl der «akuten Liebe» noch aus der direkten Erfahrung schöpfen und es nicht aus beinah verschollenen Erinnerungen herauskramen müssen. Auch hier gilt, daß der Mensch, der seinen Bauch angenommen hat und sich seines weiblichen Pols bewußt ist, sehr viel mehr Möglichkeiten hat, spannende Gefühle zu erfahren.

Das Aufgeregtsein in den ersten Begegnungen mit der oder dem Geliebten, die Freude über ein Wiedersehen, die sich ungehindert im ganzen Körper verbreitet und direkt zum Ausdruck kommt, die Kraft der Begeisterung, ohne die das Leben so leicht langweilig wird – zu all diesen wunderbaren, befreienden Gefühlen, die der rationale Verstand so gerne als kindisch oder albern abtut, werden

Sie zunehmend fähig sein, wenn Sie damit beginnen, mit Ihrer Körpermitte zu kommunizieren und eine zärtliche Beziehung zu Ihrem Bauch zu entwickeln.

Die Befreiung der Gefühle ist aber nur ein, wenn auch sehr heilsamer Schritt. In dem Maß, in dem der Mensch sich weiterentwickelt und reifer wird, wird er zunehmend Wesenskräfte in sich entdecken, die seinem Leben Sinn verleihen. Wer seine Gefühle und seinen Bauch unterdrückt, dem wird es jedoch nie und nimmer gelingen, seine Mitte und damit Vertrauen, Ruhe und eine tiefe Geborgenheit zu finden. Alle diese Aspekte des tieferen Seins hängen nämlich tatsächlich unmittelbar davon ab, ob es gelingt, Kontakt zu der Erde, zum Ursprung und den Energien der Mitte aufzunehmen.

Der schöne Bauch

Einer der wichtigsten Gründe für die Ablehnung der Mitte und des Bauches ist im Schönheitsideal der heutigen Zeit zu suchen. Das Thema Schönheit wird deshalb kurz angesprochen – nicht nur weil es so viele stark beschäftigt, sondern weil die Orientierung am vermeintlich Schönen seltsame Blüten treibt, die der körperlichen, seelischen und geistigen Entwicklung im Weg stehen und viele unglücklich machen.

Der «schöne» Bauch – dünn um jeden Preis?

Wenn heute auf der Straße Menschen nach ihrer Meinung dazu gefragt werden, wie denn nun ein schöner Mensch eigentlich auszusehen habe, so ergeben sich recht unterschiedliche Aussagen – auf jeden Fall wird aber sicher recht oft zu hören sein, daß, wer schön sein will, vor allem schlank sein muß und daß diese Person bloß keinen Bauch haben darf.

Einmal abgesehen davon, daß diese Aussage an sich bei näherer

Betrachtung natürlich recht eigenartig ist, da ein Mensch ohne Bauch ein Zwerg wäre, dessen Brustkasten auf seinen Oberschenkeln aufsäße, stellt sich die Frage, was denn nun eigentlich Schönheit ist.

Zunächst einmal sollte Einigkeit darüber herrschen, daß der Begriff der Schönheit nicht eindeutig zu definieren ist und daß das, was hier und heute als schön empfunden wird, zu anderen Zeiten und in anderen Gebieten der Erde als unschön empfunden wurde beziehungsweise wird. Tatsächlich unterliegt das Schönheitsideal ständigen Schwankungen, und es änderte sich im Lauf der Geschichte immer wieder, wobei Moralvorstellungen, die Rolle der Geschlechter, die Mode usw. beträchtlichen Einfluß auf das jeweils herrschende Schönheitsideal hatten und immer noch haben.

Als 1919 erstmals das Wahlrecht für Frauen in Deutschland eingeführt wurde und das Motto «Zurück zur Natur» sich im Zug der Reformentwicklung wie ein Lauffeuer verbreitete, entstand ein Schönheitsideal, das stark von der Befreiung vom Korsett, von Reformkost, natürlicher Bekleidung, FKK, Naturheilkunde usw. geprägt war.

Ganz anders sah es dann bereits in den 20er Jahren aus, als der Einfluß des Jazz und des Charleston eine Vorliebe für Bubikopfschnitte, exotische Schönheiten und knabenhafte Figuren ohne Busen, Hüften oder andere weibliche Formen zeitigte.

Als einige Jahre später, nämlich 1959, die Barbiepuppe als erste Abbildung einer Erwachsenen erfunden wurde, beeinflußte sie das Schönheitsideal der nächsten Jahrzehnte, und selbst heute noch lassen sich würdige Vertreterinnen dieses Schönheitsideals finden.

In den 80er Jahren wurde man der aus Amerika stammenden Fitneßwelle, von Massensportarten wie Aerobic, Jogging usw. überrollt. Plötzlich waren rundliche, weibliche Formen nicht mehr zeitgemäß, und es entwickelte sich ein neues Ideal, nämlich das der durchtrainierten, muskulösen Schönheit, auf die heute überall in der Werbung zu stoßen ist.

Wie Sie an diesen paar Beispielen schon sehen, ist es mit der Schönheit also nicht so einfach, wie man vielleicht meint. Denn die zur Zeit bewunderte Schönheit hätte Rubens' Zeitgenossen nur ein mildes Lächeln entlockt – und wer weiß, was unsere Enkel einmal schön und was sie häßlich finden werden …

Die «Bauch»-Probleme des modernen Menschen

Leider ist zur Zeit eine Bauchfeindlichkeit angesagt. Die Werbung hat einiges dazu beigetragen, den durchtrainierten, dünnen Menschen zum Ideal zu erheben. Während die Topmodels der internationalen Laufstege, abgesehen von den neuen Kollektionen, nicht viel mehr als Haut und Knochen zur Schau stellen, hat die Werbung den nackten, braungebrannten Adonis für das Anpreisen ihrer zahlreichen Produkte entdeckt.

Folglich hat der moderne Mensch seinem Bauch den Kampf angesagt. In Deutschland sind inzwischen über 5000 Fitneß-Studios wie Pilze aus dem Boden geschossen, in denen über drei Millionen aktive Mitglieder ihr Glück versuchen. «Schlank und sportlich» heißt die Devise. Dicksein ist unmodern, und wehe, wenn Speckröllchen es wagen, den Po, die Schenkel, den Bauch oder andere «Problemzonen» zu entstellen!

Kaum jemand, der es mit der sogenannten Schönheit wirklich ernst meint, wird so leicht vor seinen Pfunden kapitulieren. Schließlich ist Schönheit – oder das, was man allgemein darunter versteht – machbar. Und wer es nicht im Fitneß-Studio schafft, der kann aus einer Fülle von Diäten wählen, zur Not auch einmal zum Fettabsaugen unters Messer wandern und die dabei möglicherweise entstehenden Narben im Kosmetikstudio kaschieren lassen.

Leider ist der Kampf um die ideale Figur nicht gerade der Weg, seine Gesundheit und sein Wohlbefinden zu fördern. Inzwischen weiß man nämlich längst, daß die zahlreichen Diäten dem Körper enormen Streß bereiten, da es dabei jedesmal zu einem plötzlichen Entzug an lebenswichtigen Nährstoffen kommt. Vielleicht haben Sie schon vom sogenannten «Jojoeffekt» gehört, der das ständige Auf und Ab des Körpergewichts während und nach den Diäten beschreibt.

Der Krieg gegen den eigenen Bauch hat die Menschen sicher

nicht gesünder gemacht. Ganz im Gegenteil: Wer die Erfahrung machen muß, daß er nur dann angenommen und «geliebt» wird, wenn er den Anforderungen der Leistungsgesellschaft gerecht wird und den von ihr aufgestellten, fragwürdigen Idealen entspricht, wird über kurz oder lang in seinem natürlichen Selbstbewußtsein erschüttert und krank werden. So gesehen ist es übrigens kein Wunder, daß bereits über vier Prozent der heranwachsenden Mädchen an Eßstörungen wie Magersucht leiden.

Das Geheimnis wirklicher Schönheit

Sicherlich ist es für das Wohlbefinden und die Gesundheit wichtig, seinen Körper fit zu halten und es soll hier nicht der übermäßig fette, schlaffe Bauch propagiert werden, der durch die Bauchmassage und Übungen mit der Zeit ohnehin ganz von selbst verschwinden wird. Doch wer dem Geheimnis wirklicher Schönheit auf die Spur kommen will, sollte zuallererst damit aufhören, irgendeinem äußeren Ideal nachzueifern und um jeden Preis jung, schlank und dynamisch sein zu wollen, nur weil dies momentanen Modevorstellungen entspricht.

Schönheit ist wesentlich mehr als die Erfüllung einer äußeren Form im Sinne eines toten Abziehbildes. Schönheit hat sehr viel mit den Sinnen zu tun und ist weniger von Alter, Körpergewicht und Anzahl der Falten als von Selbstbewußtsein, Ausstrahlung, natürlicher Würde und der Atmosphäre, die eine Person um sich herum verbreitet, abhängig. Und diese Qualitäten hängen entscheidend davon ab, ob eine Person sich selbst angenommen und zu seiner Mitte gefunden hat oder nicht.

Liebe deinen Bauch

Durch die Bauchmassage und die «Übungen der Mitte» soll Ihnen eine Möglichkeit angeboten werden, positive Erfahrungen mit Ihrem Körpergefühl zu machen. Durch diese Erfahrungen wird Ihr

Bewußtsein sich mehr nach innen als nach außen wenden, was Ihnen nicht nur eine größere Unabhängigkeit von schnellebigen Trends gibt, sondern Sie auf eine neue Art und Weise aufmerksam macht, sich selbst zu erleben.

Wenn Sie sich auf den Weg machen wollen, Ihre natürliche Schönheit zu entdecken und zu entwickeln, sollten Sie sich zunächst Ihrem Zentrum, Ihrer Körpermitte zuwenden. Anstatt sich zu quälen und nach dem Motto «Wer schön sein will, muß leiden» zu leben, sollten Sie so früh wie möglich beginnen, sich selbst – so wie Sie sind – wieder mehr anzunehmen und liebevoller mit sich umzugehen.

Dabei ist es gleichgültig, ob Sie ein paar Fettpolster haben oder nicht. Durch die Bauchmassage und die Übungen wird sich der Zustand Ihres Bauches ohnehin harmonisieren. Sie werden mit Massagen, mit Ihrer Haltung und Ihrer Atmung arbeiten, was dazu führen wird, daß Sie sich in Ihrem Bauch zunehmend wohl fühlen werden, der mit der Zeit kraftvoller und sicher auch muskulöser werden, dabei aber doch immer auch nachgiebig, durchatmet und lebendig sein wird.

Wenn Sie es lernen, Ihren Bauch wirklich anzunehmen, werden Sie zu einem völlig neuen Selbstbewußtsein finden – dem Selbstbewußtsein, das aus Ihrer Mitte kommt. Ihre äußere und innere Haltung wird sich verändern. Sie werden die «Brust-raus-Bauch-rein-Philosophie» über Bord werfen, weil Sie entdecken, daß dieser nach oben verlagerte Schwerpunkt Sie nicht nur von Ihrer Mitte abschneidet, sondern zu einer verkrampften Muskulatur und einer verkrampften inneren Einstellung führt.

Wenn Sie sich für die Kräfte aus der Körpermitte öffnen und Ihren Bauch als natürliches Zentrum zulassen, werden Sie von Ihrer Basis aus gestützt sein, werden Sie einen besseren Kontakt zur Erde herstellen, werden Sie lernen, Ihre Verspannungen loszulassen und sich von der Erde tragen zu lassen, wodurch Vertrauen und Sicherheit entstehen.

Dieses Buch möchte Ihnen zeigen, daß es einen Weg zu natürlicher, würdevoller Schönheit gibt, bei der es nicht darum geht, gegen sich selbst zu kämpfen. Ein Mensch, der mit sich selbst kämpft und ständig unzufrieden mit seinem Äußeren ist, kann nicht wirklich schön sein.

Und tatsächlich kann man heute so viele junge Menschen beobachten, die schlank, groß, durchtrainiert und «super gestylt» sind, und die doch bestenfalls auf den ersten Blick schön sind. Sobald sie sprechen, sobald sie sich bewegen, sobald ihre Unsicherheit und ihre Selbstzweifel zutage treten, verlieren sie jede Schönheit, und das, obwohl sie doch dem begehrten Ideal entsprechen. Und das liegt einfach daran, daß sie sich selbst nicht lieben, daß sie mit sich kämpfen, daß ihr Selbstbewußtsein schwach ist, weil ihre Mitte schwach ist.

Wenn Sie sich also mit der Bauchmassage und den «Übungen der Mitte» beschäftigen, so bedenken Sie, daß es hierbei in keiner Weise darum geht, sich selbst zu bekämpfen. Ganz im Gegenteil: Genießen Sie die Massage, gehen Sie zärtlich mit Ihrem Körper und Ihrem Bauch oder dem Ihres Partners um, lernen Sie, sich in Ihrer Mitte wohl zu fühlen und erleben Sie, wie Sie ganz ohne Kampf, Schweiß und Verbissenheit zu Ihrer Mitte zurückfinden können, wo Sie Ihre ursprüngliche Würde, Kraft und Schönheit neu entdecken können.

Der Bauch und die Sexualität

Wie deutlich wurde, besteht der Mensch nicht wirklich aus verschiedenen Teilen wie Körper, Seele und Geist, die man voneinander trennen kann. Betrachtet man das Thema Bauch nun von unterschiedlichen Gesichtspunkten aus, so heißt das natürlich nicht, daß diese verschiedenen Aspekte voneinander getrennt wären.

Entfernt man sich von der natürlichen Mitte im Bauch, so wird dies unweigerlich auf Kosten des Körpergefühls und der emotionalen Ausdrucksform gehen. Der Atem wird behindert werden und natürlich werden auch Probleme mit der Sexualität entstehen, denn sie ist auf das engste mit den oben aufgeführten Bereichen verknüpft.

Der Bauch als Zentrum der Lust

Der Bauch ist nicht nur die Mitte des Körpers und der Ort, an dem Gefühle bewußter erlebt werden können – er ist auch das Zentrum der Lust.

Obwohl die heutige Gesellschaft relativ freizügig lebt und sich kaum einer mehr über unbekleidete Menschen in den Medien, die Nacktbadenden an den Stränden und die intimen Themen, die in den Talkshows nahezu täglich besprochen werden, aufregen wird, gibt es nach wie vor Probleme mit der Sexualität, und das nicht erst, seit die Immunschwäche AIDS ihre Opfer fordert. Vielleicht liegt das daran, daß die öffentliche Freizügigkeit auch zu einem Leistungsdenken im Bereich des Sexuellen geführt hat.

So mag ebenso wie beim Thema Schönheit auch hinsichtlich der Sexualität eine Verunsicherung entstanden sein, die jenen, die nicht dem gültigen Ideal entsprechen, das Gefühl vermittelt, zu versagen.

Die Ursache für die sexuellen Probleme ist letztendlich wiederum in der Tatsache begründet, daß viele den Kontakt zu ihrer Körpermitte und damit zum Zentrum ihrer Lust verloren haben. Im Tantra der indischen Liebeskunst wird der Bauch als Zentrum sexueller Lust schon seit Tausenden von Jahren betont. Der Tantriker, der das Spiel der Liebe in all seinen Variationen beherrscht, weiß, wie wichtig es ist, seinen Körper zu spüren, seine Sinnlichkeit zu entwickeln, die Berührung mit dem Partner zu genießen und sich vor allem auch seines Bauch-Beckenbereichs und der sexuellen Kraft bewußt zu sein, die im Leben eine entscheidende Rolle spielt.

Der Orgasmus – Explosion im Bauch

Der Mensch, der noch mit seiner Natur und damit auch mit seiner Körpermitte verbunden ist, der seine Gefühle frei äußern kann und seinen natürlichen Schwerpunkt in der Bauchmitte spürt, wird keine Probleme mit seiner Sexualität und natürlich auch keine Probleme mit seinem Orgasmus haben.

Herrschen hingegen aufgrund von Bewegungsmangel und anderen zivilisatorischen Einflüssen, aufgrund emotionaler Blockaden usw. Verspannungen vor, die den Energiefluß im Beckenraum behindern, so treten alle möglichen sexuellen Störungen auf. Ein Mangel an sexueller Energie und an Freude am eigenen Körper kann dazu führen, daß Männer Potenzprobleme bekommen, daß Frauen an Orgasmusproblemen leiden und daß Männer wie Frauen zunehmend eingeschüchtert sind, bis sie die Lust an der Sexualität allmählich verlieren.

Störungen im sexuellen Bereich wurzeln aber auch in einem Konflikt zwischen Bauch und Kopf. Gerade in sehr ursprünglichen Bereichen menschlichen Lebens wie in der Sexualität zeigt sich, wie negativ sich die Kontrolle durch den Kopf und die einseitige Identifizierung mit der Ratio auswirken. Den Höhepunkt und Gipfel der Lust, den Orgasmus, kann nur genießen, wer es vermag, diese Kontrolle wenigstens kurzfristig über Bord zu werfen und sein Denken in diesen Momenten zu vergessen.

Seine Sexualität über den Bauch annehmen lernen

Die Konzentration auf die eigene Körpermitte unterbricht die Vorherrschaft des Kopfes und zeigt Möglichkeiten, wie sich jeder mit seinem Körper und mit seiner Sexualität anfreunden kann. Durch die Bauchmassage wird die Mitte bewußter erlebt, werden Blockaden abgebaut, der Atem wieder zum Strömen gebracht und die vitalen Kräfte, die im Bauch darauf warten, geweckt zu werden, auch tatsächlich erweckt. Über den Bauch kann der Zugang zum Körper, zur Lust und zur Sexualität erhalten und der Bereich der Sexualität harmonisiert werden.

In der Mitte seines Körpers, im Bauch, findet jeder sein Gleichgewicht. Wo sexuelle Energie blockiert ist, wird sie befreit, doch wo Triebe einen Menschen beherrschen, wird er die Energie in andere Bahnen lenken. Eine gesunde Beziehung zu seiner Sexualität entwickeln kann natürlich nicht heißen, von seinen Trieben beherrscht zu werden, sondern daß man frei und ungehemmt mit dem Körper umgehen kann – wobei die Betonung auf der liebevollen Zuwendung zum Partner und dem Austausch sexueller Energien, jedoch nicht auf der *reinen Befriedigung* sexueller Lust liegt.

Der Bauch in der Erotik

Wie eng der Bauch mit der Sexualität zusammenhängt, zeigt sich auch in der erotischen Kunst, die den Bauch immer wieder zum Mittelpunkt ihrer Werke gemacht hat. Von der Antike bis in die Neuzeit stößt man auf große Mengen an Bildern, Zeichnungen, Gemälden und Skulpturen, die sehr bauchbetont sind.

Zumeist stand und steht der weibliche Bauch dabei im Mittelpunkt künstlerischen Interesses. Der weibliche Bauch ist von Natur aus runder als der männliche, er hat einen etwas höheren Anteil an Fettgewebe und strahlt abgesehen vom Erotischen auch Wärme und Mütterlichkeit aus.

Aber auch der männliche Bauch mit dem kleineren, festeren Becken ist zum erotischen Symbol geworden, was sich nicht nur in der Kunst, sondern gerade auch in der Werbung zeigt. Bauchfreie T-Shirts gelten derzeit als überaus sexy, und nicht zuletzt können auf den internationalen Laufstegen von New York bis Mailand immer häufiger Topmodells bestaunt werden, die «bauchfrei» gehen.

Ein Grund dafür, daß der Bauch als besonders erotischer Körperbereich empfunden wird, mag darin liegen, daß er sicher eine der wichtigsten und außerdem die größte erogene Zone ist. Das Streicheln des Bauches weckt Lustgefühle und ist an sich schon eine erotische Begegnung.

Auch in anderen Kulturen war der Bauch für das erotische Empfinden schon immer besonders wichtig. Denkt man nur an den Bauchtanz, in dem die Tänzerin ihre Verbundenheit mit ihrem weiblichen Zentrum in geschmeidigen Beckenbewegungen zum Ausdruck bringt, die das Ja zum eigenen Bauch und die dadurch erreichte Freiheit auf eine faszinierende Art und Weise belegen. Es ist eine interessante Tatsache, daß Frauen, die an Bauchtanzkursen teilnehmen, sehr schnell wieder zu ihrer ursprünglichen weiblichen Energie zurückfinden. Ebenso wie die Bauchmassage ist auch der Bauchtanz eine gute Möglichkeit, sich wieder auf die Kräfte der Mitte zu besinnen.

Doch abgesehen davon, daß die Bauchmassage im Gegensatz zum Bauchtanz noch viele andere Aspekte umfaßt, wie etwa die Berührung zwischen zwei Menschen, schließt sie auch die «armen Männer» nicht aus, die doch zu Recht mit einiger Verwunderung rechnen müßten, würden sie schleierbehangen und bloßen Bauches im Bauchtanzkurs erscheinen.

Die Praxis der Bauchmassage

Allgemeine Grundlagen

Vergessen Sie bei allen Techniken der Bauchmassage, die im folgenden dargestellt werden, nicht, daß die Massage, das Reiben, Vibrieren, Drücken und Streicheln mit den Händen in erster Linie eine Möglichkeit darstellt, einen anderen Menschen zu berühren, Kontakt mit ihm aufzunehmen, Wärme und Trost zu spenden und in einen Austausch mit ihm zu treten.

Das Bedürfnis nach Berührtwerden ist ein essentielles Bedürfnis, wenngleich es zur heutigen Zeit unglücklicherweise nur noch selten befriedigt wird. Trotz aller Technisierungen und der zunehmenden Entfremdung der Menschen zu ihrer natürlichen Umwelt, zu ihren Mitmenschen und nicht zuletzt auch zu sich selbst, sehnen sich im Grunde doch alle danach, geborgen zu sein, angenommen und eben auch berührt zu werden.

Ein Kind verkümmert seelisch und nimmt in seiner Entwicklung großen Schaden, wenn es – vor allem in den ersten Jahren seines Lebens – aus irgendwelchen Gründen auf den warmen Kontakt zu seiner Mutter auf das Berührt- und Umarmtwerden verzichten mußte. Die Berührung zwischen zwei Menschen ist so alt wie die Menschheit selbst, und es wird höchste Zeit, diese Berührungen dort, wo sie zur Ausnahme geworden sind, wieder neu zu kultivieren.

Die Bauchmassage gibt Ihnen die Möglichkeit, sich einem anderen Menschen, sei es nun Ihrem Ehemann, Ihrer Lebenspartnerin, Ihrem Freund oder Ihrem Kind bewußt zuzuwenden. In der Massage können Sie einen anderen Menschen berühren, ihm Wärme geben und Vertrauen schenken. Gerade die Bauchmassage bildet eine wunderbare Möglichkeit, in einen intensiven körperlich-seelischen Austausch mit einem anderen Menschen zu treten, und selbst Menschen mit Hemmungen und Berührungsscheu werden oftmals eher dazu bereit sein, sich auf eine Massage als auf eine einfache Umarmung im Alltag einzulassen.

36   Eine kleine Bauchanatomie

Wenn Sie sich nun dem praktischen Teil der Behandlung des Bauches zuwenden, so sollten Sie zumindest ein Grundwissen über seine Anatomie und die entsprechenden Organe haben. Schließlich beeinflussen Sie durch die Bauchmassage nicht nur die Meridiane, Tsubos und Reflexzonen, über die noch gesprochen wird, sondern natürlich auch ganz direkt die Organe des Bauchraums.

In erster Linie dienen diese Organe bekanntlich der Aufnahme und Verwertung von Nahrungsmitteln, sie sorgen also dafür, daß das Frühstücksbrot in Energie umgewandelt wird, die für den Tag benötigt wird. Man kann den Verdauungstrakt, der vom Mund bis zum After verläuft, dabei mit einem langen Kanal oder Schlauch vergleichen.

Vom Apfel bis zum Schweinebraten muß jedes Nahrungsmittel, das aufgenommen wird, unweigerlich diesen einige Meter langen Schlauch überwinden, wobei eine Reihe chemischer Zersetzungs- und Umwandlungsprozesse stattfinden, die dafür sorgen, daß der Körper die notwendigen Aufbaustoffe, die Kohlenhydrate, Eiweiß, Fette, Vitamine, Mineralstoffe etc. erhält, die er für sein Überleben braucht.

Die verschiedenen Abschnitte des Verdauungskanals sind der Mund, die Speiseröhre, der Magen, der Dünndarm, Dickdarm und Mastdarm bis hin zum After.

Die Verdauung beginnt eigentlich schon im Mund, wo die Nahrung mit den Zähnen zerkleinert und mit Speichel vermengt wird. Der Speisebrei gelangt dann durch die Speiseröhre in den Magen, wo sie mit dem säurehaltigen Magensaft versetzt wird. Vom Magen aus gelangt die Nahrung in den oberen Abschnitt des Dünndarms, den Zwölffingerdarm, in den die Gänge der Bauchspeicheldrüse und Gallenblase münden.

Der Großteil der Verdauung findet im bis zu acht Meter langen Dünndarm statt, dessen Darmzotten die Nahrungsstoffe aufsaugen, so daß sie über Venen und die Pfortader ins Blut gelangen können. Durch die Pfortader gelangen die Nährstoffe auch in die Leber, die ebenfalls ihren Beitrag zur Verdauung und besonders zur Entgiftung liefert.

Der Dünndarm mündet an der Stelle in den Dickdarm, wo der Blinddarm mit seinem bis zu acht Zentimeter langen Wurmfortsatz liegt. So gelangt der Speisebrei am Ende des Dünndarms in den Dickdarm, passiert dessen aufsteigenden, querliegenden und schließlich absteigenden Teil und gelangt über den Mastdarm zum After, wo er ausgeschieden wird.

Abgesehen von Dünndarm und Dickdarm werden bei der Bauchmassage insbesondere auch der Magen, die Leber und Milz stimuliert, weniger direkt werden aber auch die Blase und zum Teil die inneren Geschlechtsorgane wie etwa die Gebärmutter angeregt.

Die Abbildung 1 zeigt die Lage der Verdauungsorgane. Bedenken Sie bei der Bauchmassage, daß die Organe des Bauches wie beispielsweise der Magen teilweise sehr empfindlich sind. Es wird daher immer wieder betont werden, daß die Bauchmassage eine sehr sanfte und einfühlsame Methode ist.

Wenn Sie sich bewußt machen, mit welcher Präzision die Organe ihre Arbeit verrichten, werden Sie eine Ahnung von dem Wunder bekommen, das mitten in Ihrem Körper stattfindet. Leider neigt die analytisch-wissenschaftliche Sicht ein wenig dazu, an Wunder grenzende Sachverhalte doch eher etwas nüchtern auszudrücken. So liest man oft Sätze wie: «Der Magen ist ein Muskelsack mit etwa einem Liter Fassungsvermögen, der die Speisen sammelt und sie für die Verdauung vorbereitet.»

Natürlich stimmt es in gewisser Weise, daß der Magen ein Muskelsack mit irgendeinem meßbaren Fassungsvermögen ist, aber auf der anderen Seite ist der Magen auch ein hochsensibles Organ, das nicht nur eine Menge Arbeit erledigt, sondern das oft auch durch falsches, übermäßiges Essen, durch Alkohol und Streß belastet wird und das in mancher Hinsicht einiges über die psychische Verfassung

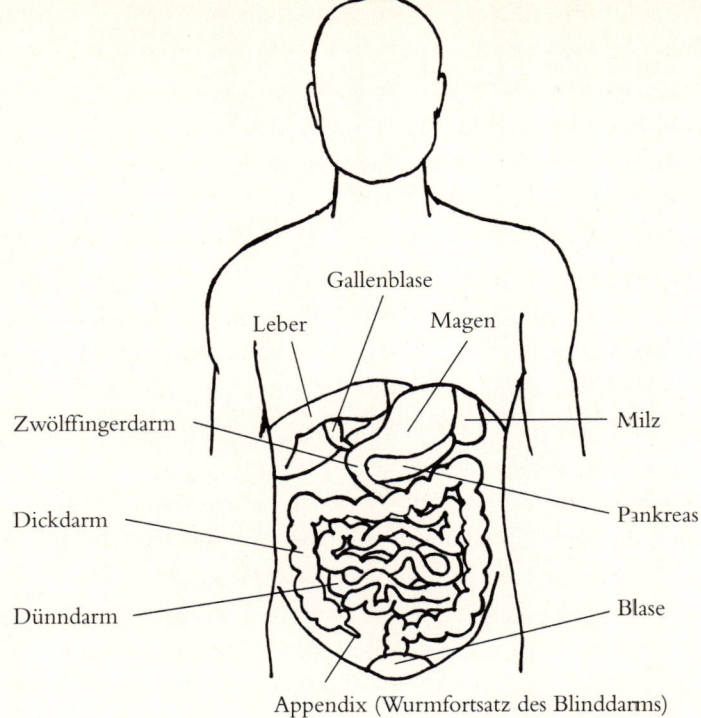

Leber

Gallenblase

Magen

Zwölffingerdarm

Milz

Pankreas

Dickdarm

Dünndarm

Blase

Appendix (Wurmfortsatz des Blinddarms)

Abbildung 1   Die Verdauungsorgane

sagen kann. Und auf gleiche Weise ist der Magen ein Teil eines jeden Menschen, der genauso zur Person gehört wie die Gefühle.

Natürlich könnte an dieser Stelle noch einiges über die Funktion der Organe und den Vorgang der Verdauung gesagt werden. Vielleicht ist es interessant zu wissen, daß Kohlenhydrate etwa eine Stunde im Magen bleiben, Eiweiße etwas länger und Fett am längsten, daß die Muskelbewegungen, mit denen der Magen den Speisebrei durchknetet, das vegetative Nervensystem steuern, das auch für die Erzeugung des Magensaftes und der Hormone Gastrin, Histamin und Prostaglandin verantwortlich ist.

Und sicherlich ist es auch interessant, daß die Leber bis zu einem Liter Gallenflüssigkeit am Tag produziert, daß die Gallensäuren dabei helfen, die Nahrungsfette zu zerlegen, damit die Darmschleimhaut die Fette und somit die fettlöslichen Vitamine aufnehmen kann, und daß die Leber nicht nur für die Verdauung, sondern auch für den Blutkreislauf, den Stoffwechsel und den Hormonkreislauf von größter Bedeutung ist.

Auch über den Darm wäre einiges zu berichten: so etwa, daß die Darmwand drei Schichten aufweist und daß die Bewegungen der Darmwand – die Peristaltik – für die Beförderung des Nahrungsbreis verantwortlich ist.

Doch sehr viel wichtiger als diese zweifellos faszinierenden Informationen aus dem Gebiet der Anatomie und Physiologie ist es, in direkten Kontakt zu seinen Organen zu treten, mit ihnen zu kommunizieren und ein Gespür für ihre Bedürfnisse zu entwickeln. Genau dies werden Sie durch die Praxis der Bauchmassage und durch entsprechende Bewußtseinsübungen lernen, und Sie werden sehen, daß dieser lebendige Kontakt zu Ihrem oder Ihres Partners Bauch sehr viel faszinierender ist als ein anatomisches Wissen.

Massage –
die älteste Behandlungsform

Es ist überaus schwierig, die genauen Ursprünge der Massage beziehungsweise Bauchmassage zu nennen, da diese Methoden in mehr oder minder ausgeprägter Form schon seit Beginn der Menschheit existieren.

In allen Kulturen ist die Massage als Mittel, mit anderen Menschen zu kommunizieren, sowie auch als Therapieform seit Tausenden von Jahren bekannt. Dasselbe gilt übrigens auch für das Heilen durch Handauflegen. Schon immer haben Menschen versucht, Schmerzen und Leiden durch die Kraft ihrer Hände zu lindern. Und seit jeher haben Mütter intuitiv den Bauch ihrer Babys gestreichelt, wenn diese vor Schmerzen oder Unbehagen schrien.

Die genauen Ursprünge der Bauchmassage können nicht mit vollkommener Sicherheit bestimmt werden, da sie sich im Dunkel ferner Vergangenheit verlieren. Sicher ist jedoch, daß sich im Fernen Osten eine Form der Massage verbreitet hat, deren Ursprünge sich immerhin mehrere tausend Jahre zurückverfolgen lassen und die ihren Höhepunkt in der japanischen Shiatsutherapie erreicht hat. Ein Teil dieser Shiatsutherapie beschäftigt sich ausschließlich

mit der Behandlung des Bauches.

Shiatsu und die Chinesische Medizin

Shiatsu ist eine östliche Therapieform, die im Westen inzwischen beachtliche Verbreitung gefunden hat und die hierzulande zuweilen auch als Akupressur oder «Fingerdruckmassage» bekannt ist.

Shiatsu hat sich aus der mehr als 4000 Jahre alten traditionellen Chinesischen Medizin entwickelt. Die Chinesische Medizin kennt verschiedene Therapieformen, die alle darauf abzielen, die Selbstheilungskräfte im Menschen zu aktivieren. Im Gegensatz zur westlichen Medizin, die sich darauf konzentriert, Symptome zu beseitigen und geschädigte Organe zu behandeln, betrachtet die Chinesische Medizin den Menschen als eine untrennbare Einheit aus Körper, Seele und Geist und nicht als Zusammensetzung verschiedener Teile wie etwa der Knochen, Gelenke, Organe und so weiter.

Ebenso wie die Chinesische Medizin, hat es sich später auch die Shiatsutherapie zur Aufgabe gemacht, die Lebensenergie im Menschen, die im Krankheitsfall blockiert ist, wieder zum Fließen zu bringen – ein Prinzip, das auch bei der Bauchmassage berücksichtigt wird.

Die bekannteste Möglichkeit der Chinesischen Medizin, die Lebenskräfte anzuregen und ins Fließen zu bringen, ist wohl die Akupunktur. Bei dieser Therapieform werden feine Nadeln auf bestimmte Körperpunkte auf den Energiebahnen des Körpers – den sogenannten Meridianen – gesetzt.

Die Meridiane

Der Körper ist nach östlicher Auffassung von einem Netz von Meridianen, man könnte auch sagen von Energiekanälen, durchzogen, die den Menschen mit Lebensenergie versorgen. Obwohl die Meridiane so fein sind, daß sie derzeit noch nicht mit wissenschaftlichen Methoden sichtbar gemacht werden können, ist doch auch innerhalb der Schulmedizin unbestritten, daß die Akupunktur – also die Stimulierung der Meridiane – durchaus «funktioniert».

Da ein Teil der positiven Wirkungen, die die Bauchmassage auf den Menschen hat, auf die Anregung der Lebensenergie – im Osten als Ki oder Chi bekannt – zurückzuführen ist, sollen die Meridiane kurz vorgestellt werden.

Der Chinesischen Medizin zufolge durchziehen zwölf Hauptmeridiane und zwei Sondermeridiane den menschlichen Körper, wobei jeder Meridian nach seiner Funktion oder nach den Organen benannt wird, mit denen er energetisch verbunden ist. Dabei werden sechs Yin-Meridiane, die an der Körpervorderseite, und sechs Yang-Meridiane, die an der Körperrückseite verlaufen, unterschieden. Die sechs Yin-Meridiane heißen Lungen-, Milz-, Nieren-, Herz-, Leber- und Herzkreislaufmeridiane, die sechs Yang-Meridiane Dickdarm-, Magen-, Dünndarm-, Blasen-, Gallenblasenmeridian und Dreifacher Erwärmer.

Während diese zwölf Hauptmeridiane symmetrisch sowohl auf der linken als auch auf der rechten Körperseite verlaufen, verlaufen die zwei Sondermeridiane, nämlich Konzeptionsgefäß und Lenkergefäß, über die Körpermitte.

Sowohl in der Akupunktur als auch im Shiatsu spielen diese Meridiane eine wesentliche Rolle, da ein Mensch nur dann als gesund angesehen werden kann, wenn seine Lebensenergie frei in den Meridianen zirkuliert.

Obwohl die Meridiane in der westlichen Form der Bauchmassage keine zentrale Rolle spielen, wie in der Chinesischen Medizin, soll Ihnen anhand einer Zeichnung die Lage der Meridiane verdeutlicht werden, die wichtig sind, da sie durch die Körpermitte fließen.

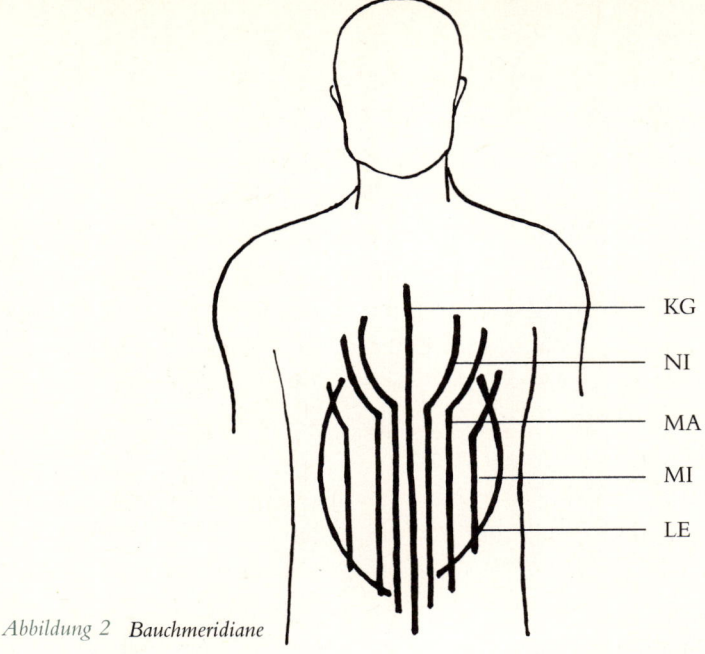

KG

NI

MA

MI

LE

Abbildung 2 Bauchmeridiane

Das Konzeptionsgefäß (KG) verläuft senkrecht durch die Mitte des Bauches. Daneben verlaufen der Nieren- (NI), der Magen- (MA), der Milz- (MI) und ganz außen der Lebermeridian (LE).

Die Tsubos

Wichtiger noch als die Meridiane sind (zumindest für die Praxis) die sogenannten Tsubos. Dabei handelt es sich um kleine, oft schmerzempfindliche Körperzonen oder Punkte, die auch als Akupressurpunkte bekannt sind. Über die Tsubos kann der Therapeut den Energiefluß in den Meridianen beeinflussen – wobei dies bei der Akupunktur mit feinen Nadeln, beim Shitasu hingegen durch Fingerdruck geschieht. Die Tsubos liegen oft an Körperstellen, die von dem erkrankten Organ weit entfernt liegen, so daß Shiatsutherapeuten mitunter Punkte an Armen und Beinen stimulieren, um beispielsweise Nieren- oder Lungenleiden zu heilen.

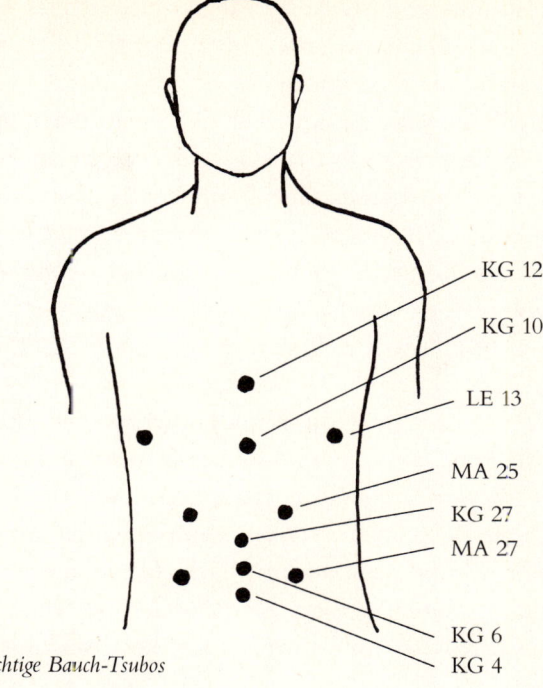

KG 12

KG 10

LE 13

MA 25

KG 27

MA 27

KG 6

KG 4

Abbildung 3   Wichtige Bauch-Tsubos

Bedenkt man, daß in der Shiatsutherapie nicht nur von dem ohnehin schon recht komplizierten Meridiansystem, sondern darüber hinaus auch noch von etwa drei- bis vierhundert Tsubos ausgegangen wird, von denen an die hundert durch äußere Stimulation erreichbar sind, wird klar, daß es sich hier nicht gerade um leicht nachvollziehbare Systeme handelt.

Im Gegensatz dazu ist die hier beschriebene Bauchmassage nun wirklich kinderleicht, denn für die Bauchmassage sind – wie Sie in Abbildung 3 sehen können – nur wenige Tsubos wirklich von Bedeutung.

Ampuku – die japanische Bauchmassage

Im Gegensatz zur Akupunktur ist Shiatsu, die japanische Fingerdruckmassage, eine relativ neue Methode. Obwohl schon im

18. Jahrhundert erste Ansätze dieser Fingerdrucktherapie erkennbar sind, hat sich die moderne Shiatsutherapie doch erst zu Beginn dieses Jahrhunderts entwickelt.

Unter *Ampuku* ist innerhalb der Shiatsutherapie die Behandlung der Körpermitte – im Japanischen *Hara* genannt – gemeint. Ampuku ist also bereits eine Form der Bauchmassage, wobei diese Heilkunst noch weit älter ist als Shiatsu selbst. Die Ampukutherapie spielte in der Vergangenheit eine große Rolle, und selbst ernsthafte Erkrankungen wurden und werden in Japan von erfahrenen Masseuren lediglich über die Stimulierung des Hara, also des Bauches, geheilt.

Übrigens ist auch die Ampukutherapie wesentlich komplizierter als die Bauchmassage, und so darf sie nur von gründlich geschulten Therapeuten ausgeführt werden. Ampuku bezieht beispielsweise auch ein kompliziertes Diagnoseverfahren ein, nach dem durch die Untersuchung des Bauches Rückschlüsse auf vorhandene Krankheiten gezogen werden. Der Zustand des Bauches sagt, wie Sie noch sehen werden, in der Tat viel über die Gesamtverfassung des Menschen aus.

Die Bauchreflexzonen

Die bis vor kurzem nahezu unbekannte Fußreflexzonentherapie hat inzwischen eine enorme Anzahl begeisterter Anhänger gefunden. Bei der Reflexzonentherapie wird davon ausgegangen, daß der gesamte Organismus über einige spezielle Punkte oder Zonen beeinflußt und harmonisiert werden kann.

Obwohl die Fußreflexzonentherapie bisher zweifellos die größte Popularität gewonnen hat, weisen natürlich nicht nur die Füße, sondern auch andere Körperstellen, wie etwa die Hände oder Ohren, verstärkt Zonen auf, über die Körper und Psyche reflektorisch angesprochen werden können.

Bedauerlicherweise ist die außerordentliche Bedeutung der Bauchreflexzonen bisher ebensowenig erkannt worden, wie die Bedeutung des Bauches als vitales Lebenszentrum. Dies ist besonders deshalb erstaunlich, da ja der Bauch als der zentrale Körperbereich am ehesten dazu einlädt, reflektorisch auf den übrigen Körper einzuwirken. Wie Sie bereits erfahren haben, ist der Bauch, die Mitte des Menschen, von zahlreichen Meridianen durchzogen, und Sie haben auch schon die wichtigen Energiepunkte – die Tsubos – kennengelernt, die sich unter anderem auch an der Bauchoberfläche befinden.

Abgesehen davon befinden sich aber auch zahlreiche Reflexzonen und Reflexpunkte im Bauchbereich, durch die man ebenso wie bei der Fußreflexzonenmassage Organe wie Leber, Lunge, Milz, Dünndarm, Herz, Magen, Nieren, Blase, Dickdarm und Galle reflektorisch beeinflussen kann. Auch die Kreislauffunktion, die Verdauung, der Lymphfluß und der Stoffwechsel können über eine Massage der entsprechenden Bauchzonen angeregt beziehungsweise harmonisiert werden, was bei der Bauchmassage ausgenutzt werden kann.

Aber nicht nur bei Organstörungen und -erkrankungen kommt die Bauchmassage zum Einsatz. Auch in der Schmerztherapie, vor allem aber in bezug auf die Harmonisierung der Psyche, stellt die sanfte Behandlung des Bauchbereiches oft eine wunderbare Möglichkeit dar, Heilprozesse einzuleiten oder zu unterstützen. Freilich ersetzt die Bauchmassage nicht den Arztbesuch! Bei ernsthaften gesundheitlichen Störungen sollte daher immer zunächst ein Arzt aufgesucht werden.

Auf der anderen Seite sollte man natürlich die Möglichkeiten, Heilungsvorgänge bei sich selbst oder anderen Menschen mit natürlichen und ganzheitlichen Methoden zu unterstützen, nicht vernachlässigen. Die Stimulierung der Bauchreflexzonen stellt eine solche ungefährliche Möglichkeit dar.

Vielleicht wird es den einen oder anderen überraschen, daß die Reflexzonen oder Reflexpunkte für bestimmte Bauchorgane meist nicht mit der anatomischen Lage dieser Organe übereinstimmen. Es ist jedoch gerade bezeichnend für die Reflexzonentherapie, daß bestimmte Zonen an der Hautoberfläche mit bestimmten, teilweise weit entfernt liegenden Organen in Verbindung stehen. So wird beispielsweise in der Fußreflexzonentherapie bei Nierenproblemen der Nieren-Reflexzonenpunkt behandelt, der in der Mitte der Fußsohle zu finden ist.

Ebensowenig wie der Nieren-Reflexzonenpunkt mit den Nieren, ist daher etwa die Bauchreflexzone für den Dünndarm mit der tatsächlichen Lage des Dünndarms zu verwechseln. Während aber bei der Fußreflexzonentherapie keiner auf die Idee kommen könnte, Organe mit den Reflexpunkten zu verwechseln, ist diese Gefahr bei der Bauchreflexzonenmassage schon eher gegeben, da ja immerhin einige lebenswichtige Organe im Bauchraum liegen.

Dabei ist die Anordnung der Bauchreflexzonen überaus einfach, denn sie besteht aus sieben Zonen, die kreisförmig um den Bauchnabel liegen. Dabei weisen die inneren Kreise Verbindungen mit dem Kopf und Oberkörper auf, während die äußeren mit der unteren Körperhälfte korrelieren.

Leider ist eine konzentrierte Behandlung einzelner Bauchreflexzonen relativ schwierig, da ihre Fläche gerade bei den ersten Zonen oft weniger als eine Fingerbreite beträgt. Andererseits werden bei der folgenden Bauchmassage sowie auch bei der Selbstbehandlung der ganze Bauch und damit automatisch auch sämtliche Reflexzonen behandelt.

Bei einiger Erfahrung, gerade in der Selbstbehandlung, werden Sie die Zusammenhänge zwischen Reflexzonen und Organen schon bald erspüren können, so daß anfängliche Mißverständnisse alsbald geklärt werden.

Abbildung 4 gibt einen Überblick über die sieben Reflexzonen des Bauches.

Im folgenden werden die Zuordnungen der einzelnen Zonen zu entsprechenden Organen, aber auch zu den verschiedenen Bewußtseinsbereichen aufgeführt. Dabei wird vom Zentrum, also vom Nabel ausgegangen. Sollten Sie spezielle Probleme wie beispielsweise Kopfschmerzen, Augen- oder Ohrenprobleme behandeln wollen und nicht die Zeit für eine vollständige Bauchmassage finden, können Sie natürlich versuchen, die entsprechende Zone – in diesem Fall wäre das die dritte – zu behandeln. Machen Sie sich jedoch darauf gefaßt, daß Sie Geduld brauchen, um die Verbindung zwischen Reflexzone und betroffenem Bereich tatsächlich zu *er-*

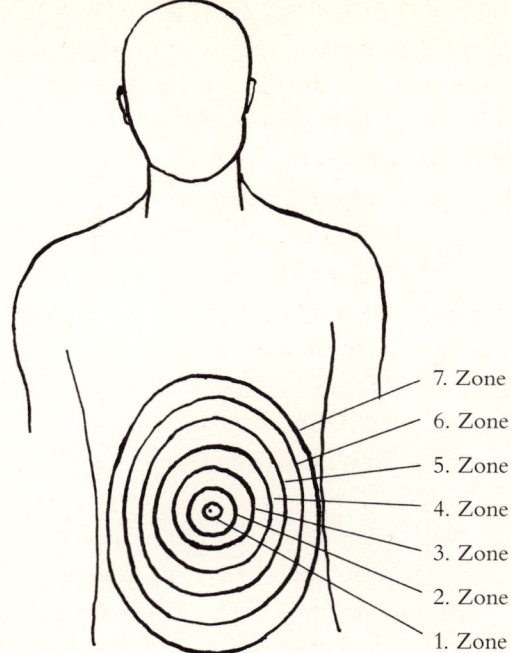

7. Zone
6. Zone
5. Zone
4. Zone
3. Zone
2. Zone
1. Zone

Abbildung 4 Die Bauchreflexzonen

spüren. Im Zweifelsfall wird es vor allem für den Anfänger das beste sein, auch noch die zwei umliegenden Zonen, in unserem Beispiel also die 2. und die 4. Zone, mitzubehandeln.

Die einzelnen Bauchreflexzonen:

1. Zone: Der Nabel – Spiritualität, reines Bewußtsein
Diese Zone befindet sich im Bauchnabel und steht in engem Zusammenhang mit der spirituellen Entwicklung und mit dem reinen Bewußtsein, jene höchste Form des Bewußtseins, die sich an keine Gegenstände klammert und sich in tiefem Frieden seines Selbst bewußt ist – ein Zustand, der von den Indern auch als *Samadhi* beschrieben wird.

2. Zone: Der Nabelrand, erster Kreis –
Denken, rationaler Bereich, Logik
Die 2. Zone bildet den äußeren Nabelrand, also den Bereich, der

etwa einen Fingerbreit um den Bauchnabel liegt. Sie hängt mit unserem logischen Denken und mit rationalen und analytischen Prozessen zusammen.

3. Zone: zweiter Kreis –
Sinne, Schilddrüse, Kopf, Gehirn, Wahrnehmung, Kreativität
Die 3. Zone bildet den nächsten Kreis um den Bauchnabel. Sie beeinflußt die Sinne, also Sehen, Hören, Riechen, Schmecken und den Tastsinn, und hängt mit dem Kopf und dem Gehirn zusammen. Bei Beschwerden in diesem Bereich sollte sich die Behandlung deshalb besonders auf die 3. Zone konzentrieren. Durch das Stimulieren dieser Zone wird auch die Wahrnehmungsfähigkeit verbessert und die Kreativität angeregt.

4. Zone: dritter Kreis – Hals, Schulterbereich, Arme, Handlung
Die 4. Zone korreliert mit dem Hals- und Schulterbereich und mit den Armen. Die Behandlung von Gelenkerkrankungen, Steifheit, aber auch Entzündungen in diesen Bereichen kann daher auch recht gut durch eine vorsichtige Stimulierung der 4. Zone unterstützt werden. Entsprechend der betreffenden Körperbereiche hängt die 4. Zone auch eng mit alltäglichen Handlungen zusammen.

5. Zone: vierter Kreis – Brustbereich, Atmung, Lungen, Gefühle
Die 5. Zone, die im vierten Kreis um den Bauchnabel liegt, hängt mit dem Brustbereich und somit auch mit der Atmung, den Lungen und mit den Gefühlen zusammen. Spätestens jetzt verlagert sich die relativ kreisrunde Form der Reflexzonen auf eine eher eiförmige Form – auch werden die Zonen jetzt immer größer. Die 5. Zone wird insbesondere bei Lungenbeschwerden wie Bronchitis, aber auch bei Atemnot, Asthma etc. angeregt. Außerdem ist die Behandlung dieser Zone, wie übrigens auch die vollständige Bauchmassage, eine große Hilfe beim Abbau negativer Emotionen wie Zorn oder Neid.

6. Zone: fünfter Kreis –
Bauch, Verdauungs- und Geschlechtsorgane, Triebe, Ängste
Die 6. Bauchreflexzone ist nun die Zone, die tatsächlich direkt mit
dem Bauch zusammenhängt, da sie den Bauch, die Verdauung, aber
auch die Geschlechtsorgane beeinflußt. Abgesehen von diesen körperlichen Korrelationen ist diese Zone aber auch auf das engste mit
Trieben und elementaren Ängsten wie der Angst vor dem Fallen
oder der Angst vor dem Tod verbunden.

7. Zone: sechster Kreis, Außenbereich des Bauches –
Beine, Füße, Selbstsicherheit, Standfestigkeit
Die 7. Bauchreflexzone bildet den äußersten, sechsten Kreis um den
Bauchnabel und hängt mit den Beinen und Füßen zusammen. Ab-
gesehen von diesem Zusammenhang ist diese Zone in übergeord-
netem Sinn auch mit Selbstsicherheit, der Fähigkeit, sich in der
Welt zu behaupten, und somit mit Standfestigkeit verbunden.

Nachdem Sie nun einiges über die sieben Bauchreflexzonen erfahren haben, sollten Sie die Bauchmassage nicht auf eine Behandlung
einiger Reflexzonen reduzieren!

Erstens ist die gezielte Behandlung einzelner Zonen wie gesagt
nicht gerade leicht, während Sie bei der ganzheitlichen Bauchmassage nichts falsch machen können, da sie noch genau beschrieben
wird. Zweitens ist eine ganzheitliche Bauchmassage, bei der alle
Punkte und Zonen automatisch stimuliert werden, erfahrungsgemäß wirkungsvoller als die reine Reflexzonenbehandlung. Sollten Sie dennoch mit den Bauchreflexzonen experimentieren wollen, so beachten Sie bitte, daß der Bauchnabel niemals durch Druck
stimuliert werden darf und daß Sie die Behandlung der Zonen stets
sanft, vorsichtig und im Uhrzeigersinn (von Ihnen aus gesehen)
ausführen. Beachten Sie außerdem sämtliche Vorsichtsmaßnahmen
und Regeln, die für die Bauchmassage gelten und die weiter unten
aufgeführt werden!

Die Wirkungen der Bauchmassage

Wenn im folgenden von der Bauchmassage gesprochen wird, ist damit weniger das Massieren des anatomischen Bauches als vielmehr die Stimulierung des vitalen Energiezentrums in der Körpermitte, das gleichzeitig auch das Zentrum der Emotionen und der Sexualität ist, gemeint, obwohl es natürlich auch den anatomischen Bauch einschließt.

Bei der Bauchmassage handelt es sich um eine ganzheitliche, sanfte Behandlungsform, die nicht mit Ampuku verwechselt werden darf und die sich daher nicht hauptsächlich auf die Behandlung der Tsubos oder Reflexzonen beschränkt. Vielmehr geht es bei der hier vorgestellten Massageform um eine Therapie, die sich zwar einige wichtige Erkenntnisse der Chinesischen Medizin zunutze macht, darüber hinaus jedoch auch klassische westliche Massagetechniken und Prinzipien aus der Naturheilkunde einbezieht.

Die Wirkungen der Bauchmassage sind daher auch aus verschiedenen Perspektiven zu erklären. Natürlich werden Sie bei der Behandlung automatisch die Meridiane stimulieren, werden die Tsubos und Reflexzonen anregen, aber ebenso werden Sie auch Einfluß auf die Bauchorgane nehmen, werden die Durchblutung der Haut anregen, den Muskeltonus harmonisieren und nicht zuletzt werden Sie auch auf psychischer Ebene mit Ihrem Partner kommunizieren.

Durch diesen vielschichtigen Ansatz erklären sich die zahlreichen Wirkungen dieser modernen Bauchmassage. Zunächst einmal werden Sie durch die Behandlung die Durchblutung des Unterleibs verbessern und eine Entspannung der Muskulatur bewirken. Es ist daher nicht weiter verwunderlich, daß nervöse Spannungen und Verhärtungen im Bauchbereich schnell gelöst werden können.

Zu den Hauptwirkungen der Bauchmassage zählt auch der positive Einfluß auf die Verdauung. So wird sich die Verdauung allmählich harmonisieren, und selbst eine hartnäckige Verstopfung kann durch regelmäßige Behandlung geheilt werden.

Indem Sie sich der Körpermitte Ihres Partners bewußt zuwenden, tragen Sie dazu bei, daß seine Organe – der Magen, die Leber,

Dünn- und Dickdarm, die Milz, die Bauchspeicheldrüse usw. – besser durchblutet werden und sich mit neuer Energie füllen können.

Diese Wirkungen sowie die Anregung des Blut- und Lymphflusses lassen sich durch die direkte Stimulation erklären. Ebenso wird die Behandlung des Bauches, der ja nicht zuletzt auch das sexuelle Zentrum darstellt, natürlich auch eine positive Wirkung auf der sexuellen Ebene zeitigen, was bedeutet, daß sowohl körperliche Leiden im Bereich der Geschlechtsorgane als auch Probleme wie Impotenz, frühzeitiger Samenerguß, Frigidität oder die Unfähigkeit, einen Orgasmus zu bekommen, Probleme, die ja oft eine starke psychische Komponente aufweisen, positiv beeinflußt werden können.

Ebenso wie die Meridiane des Bauches, stehen auch die Bauchreflexzonen mit sämtlichen Organen des Körpers in Verbindung, und so können durch die Behandlung Heilungsprozesse unterstützt und Krankheiten vorgebeugt werden. Insbesondere bei chronischen Leiden, aber auch bei Kopfschmerzen, Erschöpfung und Abgeschlagenheit kann die Bauchmassage eine wertvolle Hilfe sein. Durch das Anregen der Lebensenergie im Körper werden auch die Abwehrkräfte gesteigert, so daß Infektionen aller Art, insbesondere aber Erkältungskrankheiten durch regelmäßige Behandlungen vorgebeugt werden können.

Das Fließen der Lebensenergie wird dem Behandelten erfahrungsgemäß oft zunächst als wohliges Wärmegefühl bewußt, das sich im ganzen Körper ausbreitet, wobei viele, die erstmals in den Genuß einer Bauchmassage kommen, gleichzeitig mit der Wärme auch von einer «Welle der Entspannung» sprechen, die sich in ihnen ausbreitet. Und hier gelangt man nun in den Wirkungsbereich, der mit der menschlichen Psyche zusammenhängt.

Durch die Wärme, die Sie Ihrem Partner ja nicht nur auf körperlicher, sondern auch auf emotionaler Ebene geben, können Sie in hohem Maß dazu beitragen, Streß abzubauen. Durch die entspannenden Wirkungen der in tiefer Ruhe ausgeführten Bauchmassage können deshalb nicht nur psychosomatische Erkrankungen gelindert werden, sondern können auch negative Gefühle wie Nervosität, innere Unruhe und oft auch Angstgefühle oder Schlafprobleme bewältigt werden.

Zusammenfassung

Die Wirkungen der Bauchmassage erklären sich aus der Tatsache,
daß der Bauch das vitale und sexuelle Zentrum im Menschen ist
und daß unsere Körpermitte darüber hinaus auf das engste mit
unserer Psyche, unserem Atem und unserem Körperbewußtsein
verbunden ist.

Es werden daher drei Wirkungsbereiche unterschieden:

1. Die unmittelbare Wirkung auf die Bauchorgane:
Durch die Massage wird die Durchblutung der im Bauch gelegenen Organe verbessert, wovon insbesondere die Verdauungs-
und die Geschlechtsorgane profitieren.

2. Die reflektorischen Wirkungen über Reflexzonen, Tsubos
   und Meridiane:
Der gesamte Organismus, das Immunsystem, der Kreislauf usw.
werden durch die Bauchmassage reflektorisch beeinflußt.

3. Die psychisch-entspannende Wirkung:
Durch die körperlich-seelische Kommunikation und die ruhige
Behandlung werden Unruhen, Nervosität und andere Streßsymptome aufgehoben.

Kontraindikationen und
Vorsichtsmaßnahmen

Wie bei jeder Massage- oder Therapieform sind auch bei der
Bauchmassage einige Regeln zu beachten.

Zunächst ist die Bauchmassage kein Allheilmittel – ebensowenig
wie etwa die Reflexzonentherapie am Fuß, die Bach-Blütentherapie oder auch schulmedizinische Maßnahmen ein Allheilmittel liefern. Vielmehr ist die Bauchmassage eine gute Möglichkeit, den
Gesundheitszustand deutlich zu verbessern, Heilungsprozesse zu

unterstützen, einer Vielzahl von Krankheiten vorzubeugen und auch die Psyche zu harmonisieren.

Dennoch gehört natürlich jede ernsthafte Erkrankung in die Hände eines erfahrenen Arztes oder Heilpraktikers! Die verantwortungslosen Versprechungen einiger selbsternannter Heiler hat leider eine Euphorie in einigen gutgläubigen Teilen der Bevölkerung hervorgerufen, die es gerade verhindert, daß eine bewußte Auseinandersetzung mit der eigenen Krankheit erfolgt.

Trotz aller positiven Wirkungen, die die Bauchmassage aufzuweisen hat, gibt es einige wichtige Kontraindikationen. In solchen Fällen können Sie jedoch auf die Behandlungsform, die im Kapitel «Heilung über den Bauch» besprochen werden, ausweichen.

Wann sollte eine Bauchmassage nicht durchgeführt werden?

- Die Bauchmassage sollten Sie keinesfalls bei schwerwiegenden oder akuten und fieberhaften Krankheiten einsetzen. Bei akuten Infekten wie Grippe, bei schweren Erkrankungen wie Herzleiden oder Krebs dürfen Sie keine Behandlung durchführen.

- Ebensowenig darf die Bauchmassage natürlich bei akuten Erkrankungen der Verdauungsorgane wie Magenschleimhautentzündung, akutem Durchfall, bei Magengeschwüren, Darmkoliken etc. angewendet werden, und auch bei Hauterkrankungen im Bauchbereich dürfen Sie Ihren Partner nicht massieren.

- Weiterhin ist nach Operationen im Bauchbereich natürlich unbedingt von einer Bauchmassage abzusehen. Ebenso selbstverständlich sollte es sein, daß eine Bauchmassage in der Schwangerschaft unterbleiben muß und daß auch während der Menstruation Vorsicht angezeigt ist.

Generell sollten Sie sich auch immer auf Ihren gesunden Menschenverstand verlassen. So werden Sie eine Behandlung immer abbrechen, wenn Ihr Partner Schmerzen verspürt. Wenn die Bauchmassage, die ja ohnehin eine sehr sanfte Behandlungsmethode darstellt, jedoch Schmerzen bereitet, so *kann* dies ein Zeichen dafür sein, daß ernsthafte Erkrankungen vorliegen, was durch einen Arztbesuch geklärt werden sollte.

Bevor Sie Ihren Partner behandeln, sollten Sie sich einen allgemeinen Überblick über den Zustand seines Bauches verschaffen. Dabei genügt es, eine sehr einfache Untersuchung des Bauches Ihres «Patienten» durchzuführen, die bereits viel über seinen Gesamtzustand aussagt. Eine optimale Gesundheit spiegelt sich nämlich nicht zuletzt auch im Zustand des Bauches.

So ist der Bauch eines gesunden Menschen über dem Nabel weich und entspannt, unterhalb des Nabels hingegen fest und voll. Leider führt die sitzende Lebensweise, besonders dann, wenn sie mit einer schlechten Körperhaltung und einer falschen Ernährung einhergeht, dazu, daß bei vielen der Oberbauch fest und hart ist, während der untere Bauchbereich schlaff und kraftlos ist. Magen- und Darmerkrankungen verstärken zusätzlich diese Tendenz.

Achten Sie bei der Behandlung auch auf den Zustand der Haut. Sie sollte warm und rosafarben sein. Verfärbungen wie gelbliche oder gräuliche Hauttönungen, aber auch Rötungen können ebenso wie Verhärtungen, die Sie durch sanften Druck aufspüren, auf Erkrankungen hinweisen, vor allem dann, wenn auch Schmerzen bei der Berührung des Bauches hinzukommen. Im Zweifelsfall sollte daher immer ein Arzt oder Heilpraktiker befragt werden.

Wenn weiter unten auf die Techniken und die Ausführung der Bauchmassage eingegangen wird, erhalten Sie noch einige Tips und Regeln, wodurch Fehler bei der Massage in jedem Falle ausgeschlossen werden. Wenn Sie sich an diese Hinweise halten, werden Sie sehen, daß die Bauchmassage eine sehr sanfte und vorsichtige Art der Behandlung ist, bei der keinerlei Gefahr besteht, Ihren Partner zu schädigen. Bei der Bauchmassage sind keinerlei Nebenwirkungen zu erwarten.

Regeln für die Bauchmassage

Bei der Bauchmassage kommen die unterschiedlichsten Techniken zur Anwendung. Sämtliche Techniken werden im folgenden beschrieben. Um unnötige Wiederholungen zu vermeiden, werden aber zunächst allgemeine Tips aufgestellt, die bei allen Techniken gleichermaßen zu berücksichtigen sind.

Zunächst einmal ist zu bedenken, daß der Bauch ein sehr empfindlicher Bereich ist, der noch dazu eng mit der Psyche und den Emotionen des Menschen zusammenhängt. Hinzu kommt die erwähnte Tabuisierung dieses Körperbereichs hier im Westen.

Es ist also nicht verwunderlich, daß viele Menschen zunächst ein eigenartiges Gefühl haben, wenn sie am Bauch behandelt werden.

So können die unterschiedlichsten Blockaden entstehen: Einige Menschen sind zum Beispiel sehr kitzelig, andere recht schmerzempfindlich und wieder andere ganz allgemein verkrampft. Sie sollten deshalb etwas Geduld mitbringen, müssen einfühlsam und vorsichtig mit Ihrem Partner umgehen, und Sie sollten ihm auch die Chance geben, über unangenehme Gefühle zu sprechen, die gerade bei der ersten Behandlung auftreten können.

Im folgenden wird auf die allgemeinen Vorbereitungen eingegangen, die nötig sind, um eine harmonische Atmosphäre zu schaffen und sich selbst in eine ruhige, zentrierte Stimmung zu versetzen. Durch die Vorbereitungen können bereits viele Berührungsängste abgebaut werden. Auch die Kontaktaufnahme, mit der die Massage beginnt, wird Vertrauen schaffen und den Kontakt zwischen den Gebenden und dem Empfangenden fördern und vertiefen.

Was sollte bei einer Bauchmassage beachtet werden?

- Es sollten mindestens zwei Stunden nach einer Mahlzeit vergangen sein – besser drei Stunden –, bevor mit einer Bauchmassage begonnen wird. Dies gilt natürlich insbesondere für den zu Behandelnden! Die Bauchmassage sollte immer bei nüchternem Magen ausgeführt werden.

- Behandeln Sie besonders anfangs nicht zu lange. Für die ersten Behandlungen genügen bereits zehn bis 20 Minuten. Aber auch später sollte eine vollständige Bauchmassage nicht viel länger als eine halbe Stunde dauern, da die Konzentration dann doch stark nachläßt.

- Achten Sie darauf, daß Ihre Fingernägel nicht zu lang sind, damit Sie Ihren Partner nicht verletzen.

- Vermeiden Sie bei der Bauchmassage grundsätzlich alle schnellen, ruckartigen Bewegungen. Beginnen Sie jeden Druck sanft, und steigern Sie ihn nur allmählich. Achten Sie immer auf die Schmerzgrenze Ihres Partners. Sobald er Schmerzen empfindet, tun Sie bereits zuviel des Guten! Zwar kann es für den erfahrenen Therapeuten sinnvoll sein, leicht über die Schmerzgrenze des Patienten hinauszugehen, um bestimmte, notwendige Reize auszuüben, doch sollten Sie hiervon anfangs unbedingt absehen. Das Wohlbefinden Ihres Partners steht schließlich erst einmal an oberster Stelle.

- Wenn Sie Druck mit Daumen, Handfläche, Handballen oder Handkanten ausüben, sollten Sie stets darauf achten, daß Sie selbst dabei möglichst entspannt bleiben. Jede Verkrampfung Ihrerseits wirkt sich nämlich leider auch auf den Partner aus. Indem Sie weniger mit Muskelkraft als vielmehr mit Ihrem Körpergewicht arbeiten, lassen sich viele Verspannungen vermeiden. Zentrieren Sie sich daher während der Behandlung in Ihrer eigenen Körpermitte, also in Ihrem Bauch.

- Bei der Bauchmassage sollten sich immer Ihre beiden Hände auf dem Körper des «Patienten» befinden. Dabei ist auch das Prinzip der aktiven und passiven Hand zu beachten. Es besagt, daß eine Hand Druck ausübt, also behandelt; diese Hand bezeichnet man als die aktive Hand. Die andere Hand, also die passive, wird dazu benützt, dem Patienten ein Gefühl der

Wärme und Geborgenheit zu vermitteln. Sie wird oft auch als «Mutterhand» bezeichnet. Die Handfläche der passiven Hand wird dafür sanft aufgelegt, wobei folgendes empfehlenswert ist: Übt die aktive Hand Druck im oberen Bauchbereich aus, so legen Sie die passive Hand auf den unteren Bauch und umgekehrt. Sie können die passive Hand aber auch auf den Rippen- oder Brustbereich oder auf den Oberschenkel des Partners legen. Spüren Sie selbst, was Ihrem Partner guttut, und lassen Sie sich nicht von allzu starren Regeln einschränken, sondern vertrauen Sie Ihrer Intuition.

- Beginnen Sie jeden Druck, während Ihr Partner ausatmet. Wenn Ihr Partner einatmet, lassen Sie den Druck eher etwas schwächer werden, um mit der nächsten Ausatmung ein klein wenig tiefer in den Bauch «hineinzugehen». Im allgemeinen sollten Sie den Druck nicht kürzer als einen Atemzug lang ausüben, bevor Sie zur nächsten Bauchzone überwechseln.

- Beachten Sie, daß Sie niemals direkten Druck auf den Nabel oder auf den Solarplexus, das Sonnengeflecht, ausüben dürfen, da dies sehr empfindliche Bereiche sind.

- Vermeiden Sie ebenso jegliches Trommeln, Hacken und Klopfen sowie tiefe Griffe. Schließlich ist die Bauchmassage keine Muskelmassage, und außerdem wollen Sie Ihren Partner ja nicht quälen, sondern sein Wohlbefinden steigern. Wenn Sie sich an die beschriebene Grundbehandlung halten, können Sie jedoch nichts falsch machen.

- Die genaue Reihenfolge in der Bauchmassage finden Sie im Grundprogramm (s. S. 64), wo ohnehin nochmals genauer auf die Dauer des Drucks und die Anwendung der richtigen Drucktechnik eingegangen wird.

- Im allgemeinen ist es günstiger, den Bauch für die Massage zu entblößen, da dadurch der Haut-zu-Haut-Kontakt und damit ein besserer Energiefluß gewährleistet ist. Dies gilt sowohl für die Massage- und Drucktechniken wie auch für die energetischen Techniken, in denen es darum geht, durch Auflegen der Handflächen Energie auf den Partner zu übertragen. Dennoch können Sie die Bauchmassage notfalls auch durch die Kleidung hindurch ausführen, was sich besonders dann empfiehlt, wenn Ihr Partner ernsthafte Probleme mit seinem Schamgefühl haben sollte, weil er vielleicht der Ansicht ist, sein Bauch wäre zu dick. In jedem Fall sind aber einengende Kleidungsstücke wie Gürtel oder enge Hosen zu lösen.

- Wenn Sie einen erschöpften, müden Partner aktivieren wollen, müssen Sie etwas dynamischer und fließender massieren, wollen Sie ihn hingegen beruhigen, so müssen Sie natürlich besonders ruhig und behutsam vorgehen.

- Wenn während der Behandlung Gurgelgeräusche im Darmbereich auftreten, so sind dies natürliche Reaktionen auf die Bauchmassage, die Sie nicht zu beunruhigen brauchen.

Techniken der Bauchmassage

Grundstellung

Wenn Sie einen anderen Menschen behandeln wollen, so achten Sie darauf, daß er warm und entspannt liegen kann. Seine Augen sollten geschlossen sein, und die Beine können ausgestreckt oder leicht angewinkelt aufgestellt werden, was manchmal als angenehmer empfunden wird.

Ihre eigene Haltung sollte weitgehend aufrecht sein. Günstig ist es, im Fersensitz neben dem Partner zu knien. Sie können aber auch ein Bein aufstellen, was Ihnen eine größere Bewegungsfreiheit gibt. Wenn Sie einen Massagetisch besitzen, können Sie natürlich auch diesen verwenden. Wichtig ist, daß Sie und Ihr Partner sich wohl fühlen!

Entspannen Sie bei der Behandlung alle Muskeln, die Sie nicht benötigen. Oft lassen sich Verspannungen im Gesicht- und Nackenbereich durch etwas Aufmerksamkeit leicht vermeiden. Optimalerweise synchronisieren Sie Ihren Atem mit dem Ihres Partners. Wenn Sie seine Einatembewegung spüren, so atmen auch Sie ein. Wenn Sie während seiner Ausatmung Druck ausüben, so atmen auch Sie aus.

Sollte Ihr Partner allerdings sehr unruhig atmen, weil er beispielsweise nervös ist, so ist es besser, wenn Sie bei Ihrem eigenen Atemrhythmus bleiben. Oft geschieht es dann, daß Ihr ruhiger Atemrhythmus sich auf Ihren Partner überträgt.

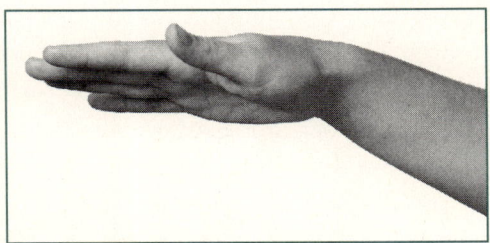

Abbildung 5

Die Handflächentechnik

Die Handflächentechnik eignet sich besonders gut, um Bauchbereiche großflächig zu behandeln. Diese Technik kann auch bei sehr empfindlichen Körperzonen angewendet werden. Üben Sie dazu stets einen sanften Druck mit der gesamten Handfläche aus, die sich immer der jeweiligen Körperstelle anpassen sollte.

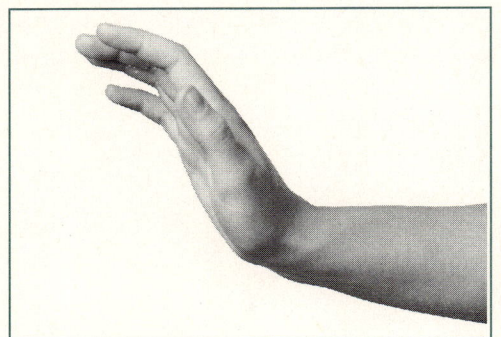

Abbildung 6

Handballentechnik

Bei der Handballentechnik drücken Sie mit dem Ballen Ihrer Hand auf bestimmte Bauchbereiche. Die Finger sollten dabei leicht angewinkelt werden, und die Hand sollte insgesamt relativ entspannt sein. Mit der Handballentechnik können Sie nahezu alle Bereiche behandeln, außerdem können Sie den größten Druck ausüben, weil Sie dabei das Körpergewicht ideal einsetzen können.

Beachten Sie aber auch bei dieser Technik, daß der Druck anfangs nur sehr leicht ausgeübt werden darf, und – je nach Empfinden des Partners – nur langsam gesteigert werden sollte!

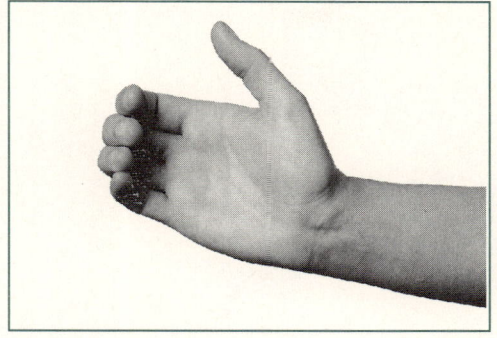

Abbildung 7 61

Handkantentechnik

Bei dieser Technik üben Sie den Druck mit der leicht angewinkelten Handkante und ihrer Verlängerung durch den kleinen Finger aus. Die Handkantentechnik eignet sich besonders für die seitlichen Bauchbereiche und wird vorwiegend vertikal zum Körper eingesetzt. In der Leistengegend darf die Handkantentechnik nur mit «Samtpfoten», also mit sehr wenig Druck ausgeführt werden.

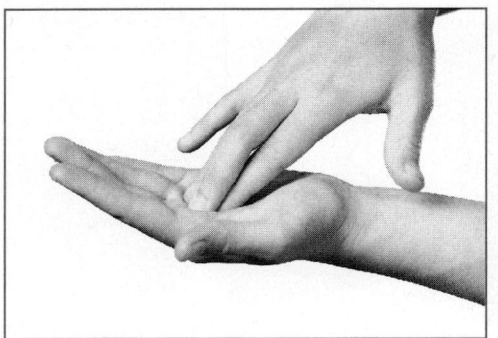

Abbildung 8

Drei-Finger-Technik

Mit der Drei-Finger-Technik können Sie einen konzentrierteren Druck ausüben als mit der Handfläche oder dem Handballen. Mit dieser Technik werden wir bei der Bauchmassage einige Punkte, nämlich die obengenannten Tsubos stimulieren. Für die Drei-Finger-Technik legen Sie Zeige-, Mittel- und Ringfinger einer Hand so aneinander, daß die drei Fingerballen eine breite Druckfläche bilden. Ebenso wie die folgende Daumentechnik ist auch die Drei-Finger-Technik besonders vorsichtig auszuüben. Diese Technik kombiniert leichten Druck mit einer sanften Vibration.

Abbildung 9　　　　　63

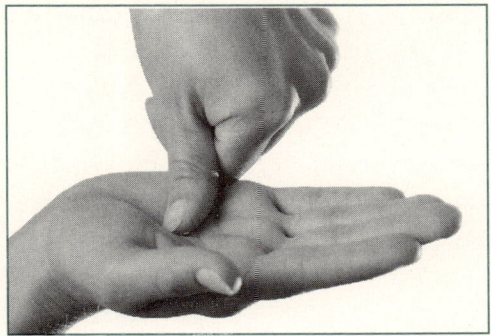

Daumentechnik

Bei der Daumentechnik wird der Druck mit dem Daumen ausgeübt. Dabei ist darauf zu achten, daß nicht mit der Daumenspitze
gearbeitet wird, sondern der gesamte Daumenballen eingesetzt
wird. Achten Sie bei der Daumentechnik darauf, daß Sie besonders
sanft und vorsichtig drücken. Sie können bei einem Partner, der Ihnen bereits vertraut ist, etwas tiefer gehen als bei einem Partner, der
vielleicht noch befangen ist.

Die Daumentechnik eignet sich besonders gut dazu, kleinere
Reflexzonenpunkte und Tsubos zu stimulieren.

Vier-Finger-Technik

Bei dieser Technik werden die Fingerspitzen von Zeige-, Mittel-
und Ringfinger sowie kleinem Finger benutzt. Hierbei sollten die
Finger jedoch nicht gestreckt, sondern zumindest leicht angewinkelt werden, und Sie müssen etwas Spannung in die Hände geben
(vgl. hierzu Abb. 22, S. 83).

Die Vier-Finger-Technik findet im Bereich unterhalb der Rippen Anwendung. Die Technik sollte immer sehr vorsichtig eingesetzt werden. Sie werden sicherlich bemerken, daß diese Technik
für einen kitzeligen Partner ziemlich ungeeignet ist – verzichten Sie
deshalb wenn nötig auf sie.

Da der Vier-Finger-Technik bei der Bauchmassage weniger Bedeutung zukommt und sie im Massage-Teil noch ausführlich gezeigt wird, haben wir sie nicht eigens abgebildet.

Die Grundbehandlung

Allgemeine Vorbereitungen

Nachdem Sie nun die wichtigsten Massagetechniken kennengelernt haben, sollten Sie jetzt einige Vorbereitungen treffen, um eine
harmonische Atmosphäre für die Behandlung zu schaffen.

Obwohl die Bauchmassage keine komplizierten Techniken ein-
setzt und im Grunde von jedermann leicht ausführbar ist, sollten
Sie diese Methode, die ja immerhin auch zur Heilung von Beschwerden und zur Harmonisierung seelischer Spannungen eingesetzt wird, nicht unterschätzen.

Damit die positiven Wirkungen sich auch wirklich entfalten
können, sollten Sie sowohl für eine friedliche äußere Atmosphäre
als auch für eine geeignete innere Haltung sorgen, durch die Sie
konzentriert und in Ruhe arbeiten können.

Äußere Vorbereitung

Sorgen Sie zunächst dafür, daß Sie für die Dauer der Behandlung ungestört bleiben. Stecken Sie also das Telefon aus und hängen Sie notfalls ein «Bitte-nicht-stören-Schild» an die Tür. Besonders wichtig ist auch, daß der Raum gut gewärmt und frei von Zugluft ist, damit weder Sie noch Ihr Partner auskühlen. Halten Sie eine Decke bereit, die Sie Ihrem Partner über die Beine legen können, wenn ihm kalt wird.

Als Ort der Behandlung eignet sich beispielsweise der Boden sehr gut, wobei Sie als Unterlage einen weichen Wollteppich und einige aufeinanderliegende Decken wählen können, auf die Sie dann nach Wunsch noch ein großes Frotteehandtuch legen können, damit die Wolldecke Ihren Partner nicht kratzt.

Für die Behandlung benötigen Sie etwa eine Fläche von 2 x 2 Metern, wodurch das Bett als Behandlungsort in vielen Fällen ausscheidet. Auch darf die Unterlage nicht zu weich sein, so daß eine weiche Matratze als Unterlage ohnehin nicht in Frage kommt. Sollten Sie einen großen Futon besitzen, können Sie diesen natürlich auch sehr gut als Unterlage benutzen.

Für die Bauchmassage ist eigentlich kein Öl notwendig, da Sie viel mit Drucktechniken arbeiten werden und ein stark eingeölter Bauch die Gefahr des Abrutschens erhöht. Allerdings kann es nicht schaden, wenn Sie eine kleine Menge Mandel- oder Sesamöl (nur kaltgepreßtes Öl von hoher Qualität verwenden!) oder eine gute, feuchtigkeitsspendende Körperlotion in der Nähe haben.

Gerade im ersten Teil der Bauchmassage, wo Sie noch nicht mit Druck arbeiten, sondern die Körpermitte Ihres Partners zunächst lockern und mit streichenden Bewegungen und vorsichtigem Kneten aufwärmen, wäre eine zu trockene Haut eher hinderlich. In diesem Fall ist es günstig, eine *kleine* Menge Öl oder Körperlotion, die jedoch auf Zimmertemperatur erwärmt oder besser lauwarm sein sollte, auf den Bauch aufzutragen und zu verteilen.

Bedenken Sie, daß Sie keine Ölmassage ausführen und daß das Öl beziehungsweise die Lotion in die Haut eingezogen sein sollte, bevor Sie mit den Drucktechniken beginnen.

Wie gesagt, wäre es optimal, wenn Sie bei der Bauchmassage den unbekleideten Bauch behandeln könnten. Wenn Ihr Partner genug Vertrauen zu Ihnen hat, sollten Sie unbedingt diese Form der Behandlung wählen. Ist Ihr «Patient» jedoch ein wenig schamhaft, so bitten Sie ihn zumindest, die Schuhe, Gürtel und andere einengende Kleidungsstücke abzulegen und nur ein T-Shirt und eine Jogginghose anzuziehen. Natürlich sollten auch Sie darauf achten, bequeme Kleidung zu tragen, die Sie nicht behindert. In diesem Fall wird in der Regel kein Massageöl angewendet.

Damit Ihr Partner nicht auskühlt, ist es sinnvoll, eine Decke über seine Beine zu legen und ihm warme Strümpfe anzubieten. Die Hauptsache ist immer, daß Ihr Partner es bequem hat und sich gut entspannen kann. Wenn nötig, können Sie ihm daher auch ein kleines Kissen oder eine Rolle unter den Nacken und eventuell sogar unter die Lendenwirbelsäule legen.

Um das Wohlbefinden während der Massage noch zu steigern, gibt es einige Möglichkeiten, die Atmosphäre des Behandlungsraumes zu verbessern.

Dazu gehört zunächst einmal eine warme Beleuchtung, die keinesfalls an einen neonbeleuchteten OP-Saal erinnern sollte. Außerdem können Sie Aromaöle verdampfen, denn dadurch kann die Entspannung erfahrungsgemäß sehr stark gefördert werden. Als besonders entspannende Aromaöle gelten beispielsweise Basilikum, Lavendel, Mandarine, Neroli und Zedernholz. Es ist zusätzlich möglich, entspannte Musik im Hintergrund spielen zu lassen. Meditationsmusik kann manchmal als störend empfunden werden – doch sollten Sie selbst ausprobieren, was Sie und Ihr Partner vorziehen.

Innere Vorbereitung

Nachdem Sie die nötigen äußeren Voraussetzungen für eine gute Behandlung geschaffen haben, sollten Sie sich auch innerlich vorbereiten. Da Sie durch die Bauchmassage Energie auf Ihren Partner übertragen, dürfen Sie nur dann behandeln, wenn Sie selbst ruhig, entspannt und gleichzeitig konzentriert sind. Behandeln Sie deshalb auch keinesfalls, wenn Sie sich nicht wohl fühlen oder wenn Sie müde oder krank sind.

Leider übertragen Sie Ihre negativen Gefühle wie auch Verspannungen, Nervosität, Hemmungen usw. bis zu einem gewissen Grad auf Ihren Partner. Auf der anderen Seite wird sich aber auch Ihre innere Ruhe und Ihre gesammelte Kraft auf ihn übertragen. Vergessen Sie nicht, daß Sie während der Massage der Gebende, Ihr Partner hingegen der Empfangende ist.

Damit Ihnen die innere Loslösung vom Alltag gelingt, werden wir Ihnen für die Grundbehandlung eine kleine Meditation beziehungsweise Entspannungsübung vorschlagen, die der inneren Sammlung dient.

Die zehn Stufen der Bauchmassage

Bevor Sie die Grundbehandlung der Bauchmassage nun Schritt für Schritt kennenlernen, folgt für den besseren Überblick zunächst eine kurze Zusammenfassung der Reihenfolge der einzelnen Stufen.

Die zehn Stufen der Bauchmassage

1. Kontakt aufnehmen – Handflächen auflegen
2. Aufwärmen
3. Handflächentechnik – großer Kreis
4. Handballentechnik – Spirale nach innen
5. Daumentechnik – kleine Kreise
6. Lockerung
7. Dehnung
8. Die Punkte der Lebensquelle
9. Das Verteilen der Energie
10. Abschied nehmen

Wichtig: Beachten Sie bitte, daß die Behandlungen immer aus Ihrer Perspektive beschrieben werden. Wenn Sie also beispielsweise Ihre Hand auf den linken Unterbauch Ihres Partners

legen sollen, so bedeutet dies von *Ihnen aus* gesehen links –
wobei Sie schräg neben Ihrem Partner knien oder sitzen und in
Richtung seines Kopfes blicken. Dies ist dann die rechte untere
Bauchhälfte Ihres Partners.

Am Anfang sollten Sie nicht gleich eine gesamte Bauchmassage
durchführen, sondern sich auf die ersten vier bis fünf Stufen be-
schränken. Allmählich können Sie Ihre Massage dann ausbauen.

Allerdings sollte jede auch noch so kurze Bauchmassage immer
die ersten beiden Stufen, also «Kontakt aufnehmen» und «Aufwärmen» sowie als Abschluß immer auch die 10. Stufe «Abschied
nehmen» beinhalten. Wenn Sie wenig Zeit haben, so fügen Sie diesen Stufen eben nur die Handflächentechnik (Stufe 3), bei etwas
mehr Zeit zusätzlich noch eine Handballentechnik (Stufe 4) hinzu.

Führen Sie eine Behandlung jedoch niemals gehetzt aus, sondern
verkürzen Sie sie lieber, wenn Sie wenig Zeit zur Verfügung haben,
ohne jedoch Intensität und Konzentration zu vernachlässigen.

Für eine kurze Bauchmassage genügen bereits weniger als zehn
Minuten – eine vollständige Bauchmassage kann zwischen 20 und
30 Minuten, selten auch einmal länger dauern.

Sie sollten die Bauchmassage mit Ihrem Partner mindestens einmal, besser mehrmals wöchentlich ausführen. Um einen aus der
Harmonie geratenen Gesundheitszustand wieder ins Lot zu bringen, wäre sogar eine tägliche, wenn nötig, auch etwas abgekürzte
Massage sinnvoll.

Nützen Sie die Momente, in denen Ihnen etwas mehr Zeit zur
Verfügung steht, wie etwa die Wochenenden oder den Urlaub, aus,
um immer wieder einmal eine Behandlung durchzuführen und
Ihrem Partner etwas Gutes zu tun.

Wahrscheinlich werden Sie feststellen, daß die Bauchmassage, die
ja eine relativ intime Form der Zuwendung und Berührung ist,
auch Ihre Beziehungen zu den Menschen, die Sie behandeln, vertiefen und harmonisieren wird.

Entspannungsübung

Nachdem Sie den Raum vorbereitet und Ihren Partner bequem und warm gelagert haben, können Sie jetzt mit der Bauchmassage beginnen.

Wie bereits erwähnt, sollten Sie nicht mit der Behandlung beginnen, solange Sie nicht eine gewisse innere Ruhe gefunden und sich von den immerzu kreisenden Gedanken an alltägliche Dinge gelöst haben. Beginnen Sie jede Massage deshalb mit einer kurzen Meditationsübung.

Setzen Sie sich dazu aufrecht hin, beispielsweise im Fersensitz, legen Sie Ihre Hände auf Ihre Körpermitte, schließen Sie die Augen und spüren Sie entspannt in sich hinein. Spüren Sie, wie Ihr Atem im Bauch ein- und ausströmt, spüren Sie die Wärme Ihrer Hände, sammeln Sie die Kraft im Bauch, so daß Sie ein wenig Abstand zum Alltag gewinnen und sich vollkommen auf den gegenwärtigen Augenblick konzentrieren können.

Verbinden Sie sich bewußt mit den Energien der Erde, und lassen Sie alle unnötigen Anspannungen in der Muskulatur, besonders im Kiefer und in den Schultern, los.

Öffnen Sie dann die Augen und reiben Sie Ihre Hände.

Führen Sie nun die folgende kleine Übung aus, die Ihnen hilft, das Bewußtsein in Ihren Händen zu erhöhen.

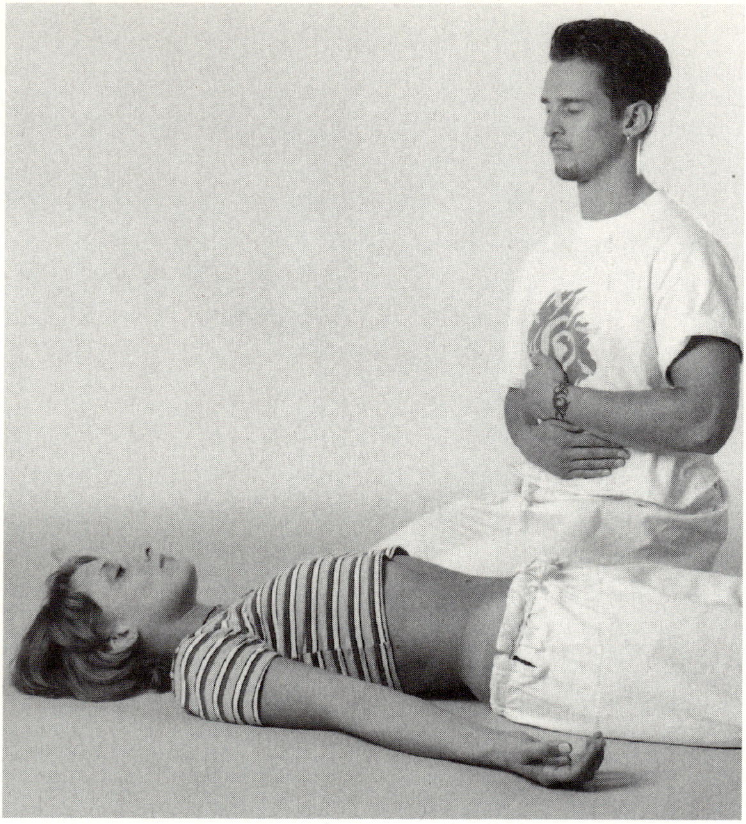

Abbildung 10

Strecken Sie Ihre Hände locker nach vorne aus und drehen Sie
die Handflächen nach oben. Halten Sie die Handflächen
zunächst ganz entspannt.

Abbildung 11

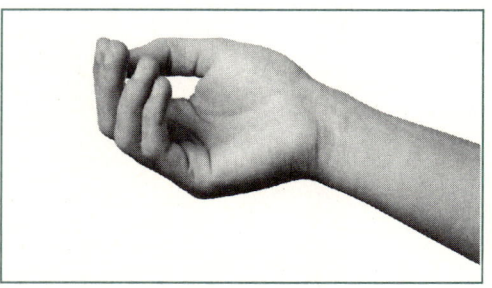

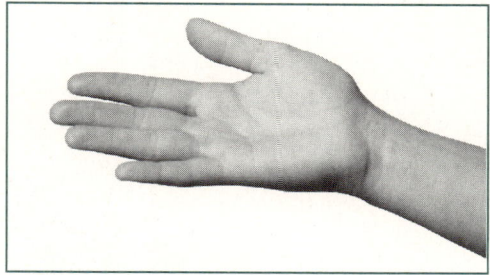

Abbildung 12   **71**

Mit dem nächsten Einatmen strecken Sie Ihre Finger aus und
dehnen Ihre Handfläche.

Sie können sich dabei vorstellen, wie mit jeder Einatmung
wärmende Energie in die Hände strömt. Mit dem Ausatmen
entspannen Sie die Hand wieder. Wiederholen Sie diese Übung
einige Male.

1. Kontakt aufnehmen

Wenden Sie sich nun Ihrem Partner zu. Bitten Sie ihn, die Augen
zu schließen. Bedenken Sie, daß es günstig wäre, während der Behandlung nur wenig zu sprechen. Bitten Sie Ihren Partner jedoch
darum, Ihnen zu sagen, sobald er Unbehagen oder gar Schmerzen
empfindet, damit Sie entsprechend reagieren können.

Legen Sie beide Handflächen auf den Bauch Ihres Partners, und
zwar so, daß eine Hand oberhalb, eine unterhalb des Nabels
liegt. Die Hände liegen dabei waagerecht.

Spüren Sie die Haut Ihres Partners? Spüren Sie die Wärme,
die sein Bauch in Ihre Hände strahlt, und gleichzeitig auch die
Wärme, die Sie ihm schenken?

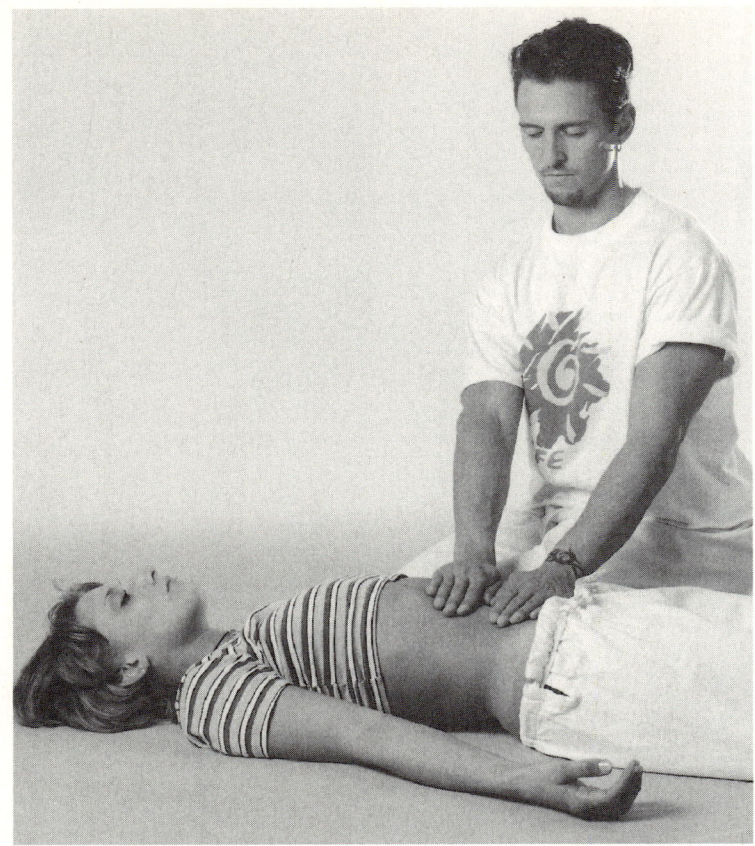

Abbildung 13

Hinweis: Bei der Kontaktaufnahme geht es zunächst überhaupt
nicht darum, irgend etwas zu *machen*, sondern «lediglich» um
das Erspüren des anderen.

Nehmen Sie sich etwas Zeit, um sich mit der Körpermitte Ihres
Partners, um sich mit seinem vitalen und emotionalen Zentrum
zu verbinden. Wenn Sie möchten, können Sie bereits jetzt
damit beginnen, Ihren Atem mit seinem in Einklang zu bringen.

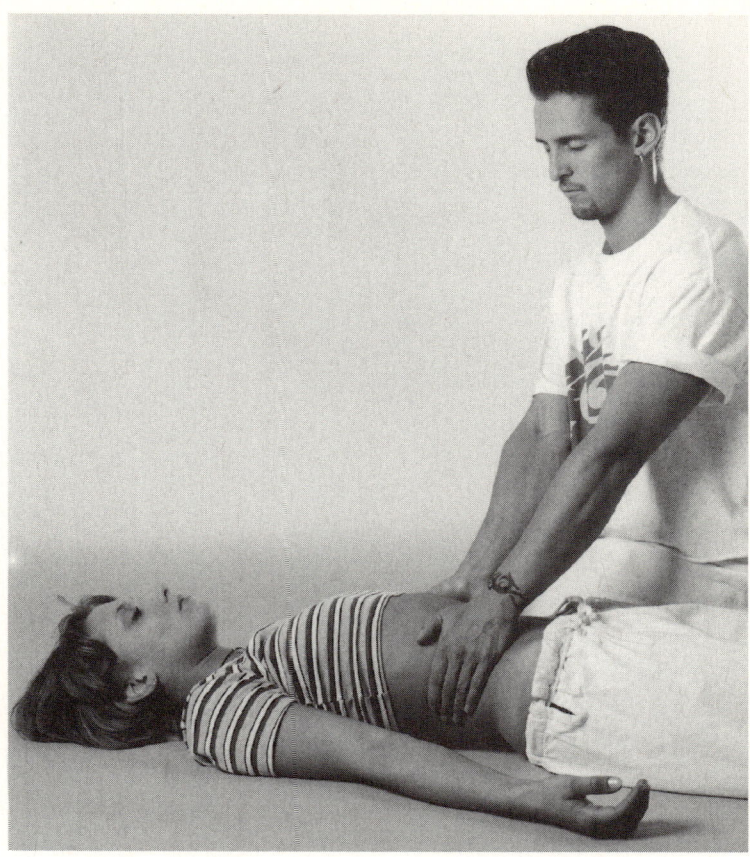

Abbildung 14

Legen Sie nun die Hände vorsichtig an die Flanken – den Rippenbereich – Ihres Partners. Umfassen Sie behutsam seine Seiten, und spüren Sie, wie der Atem Ihres Partners auf Ihre Hände reagiert. Können Sie seine Atembewegung im Flankenbereich spüren?

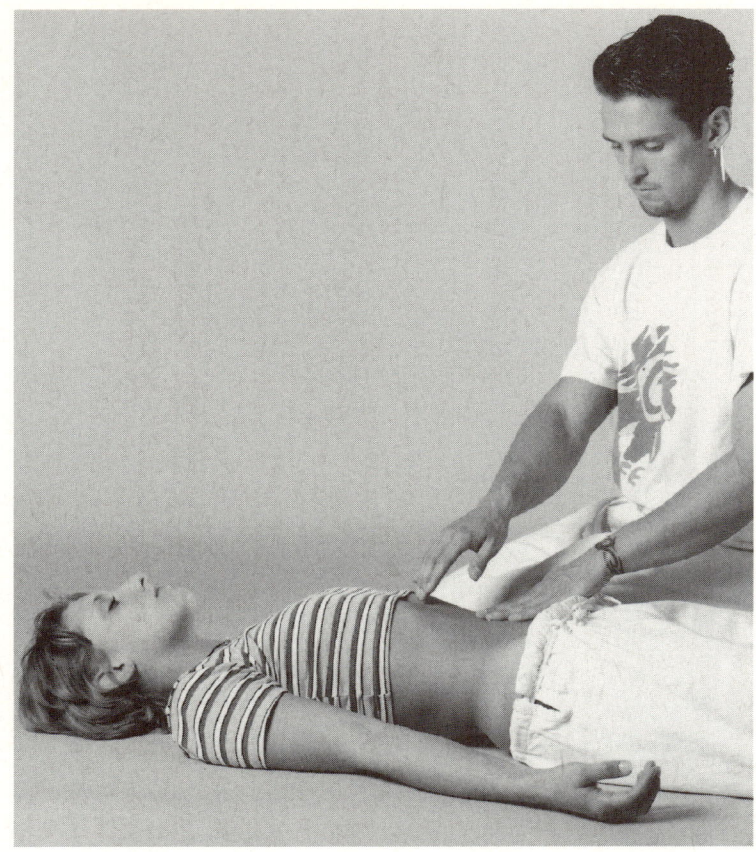

Abbildung 15

2. Aufwärmen
Nachdem Sie den Kontakt zu Ihrem Partner aufgenommen haben, beginnen Sie mit einigen wärmenden und lockernden Techniken.

Streicheln Sie zunächst vorsichtig die Bauchdecke Ihres Partners. Streichen Sie mit den Fingerspitzen leicht die Haut Ihres Partners von oben nach unten, wobei Ihre Hände und Arme ganz entspannt bleiben, als würden Sie mit «Katzenpfoten» arbeiten. (Bei einem kitzeligen Partner müssen Sie die Kontaktaufnahme verlängern.)

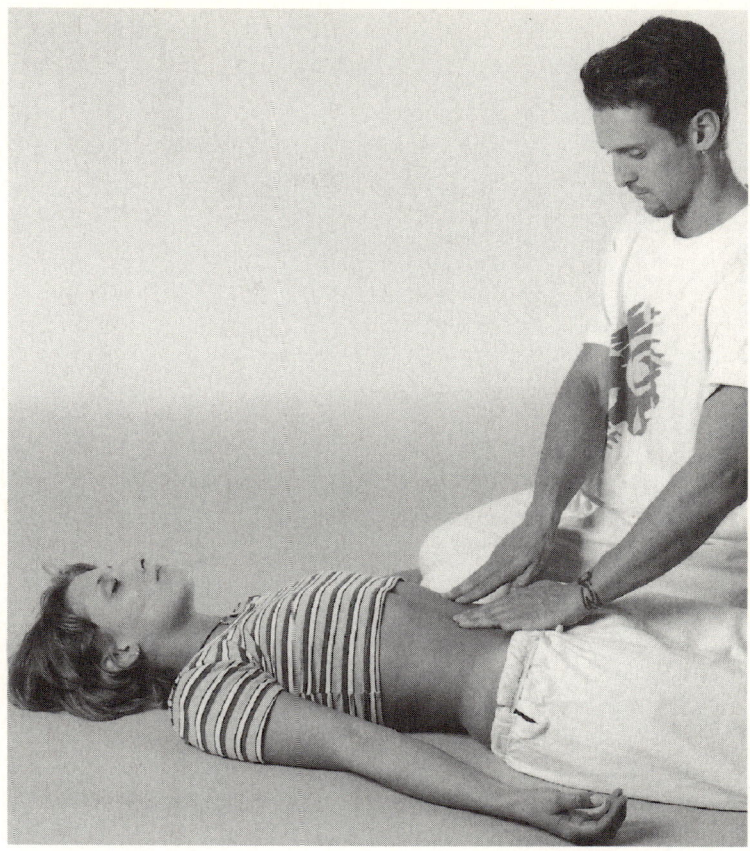

Abbildung 16

Zur weiteren Lockerung führen Sie einige einfache Vibrations-
techniken aus. Legen Sie dazu die Zeige-, Mittel- und Ringfinger beider Hände flach auf die rechte und linke Seite des
Oberbauchs, und führen Sie mit den flachen Fingern leichte
Vibrationen aus. Wandern Sie langsam abwärts, und wiederholen Sie diese Technik einige Male auf verschiedenen Höhen,
bis Sie etwas oberhalb des Schambeins gelandet sind.

Nun folgen einige wärmende Massagetechniken, und Sie können
jetzt auch eine kleine Menge - etwa 1 bis 2 Teelöffel – leicht ange-
wärmtes Öl oder Lotion auf dem Bauch Ihres Partners verteilen.

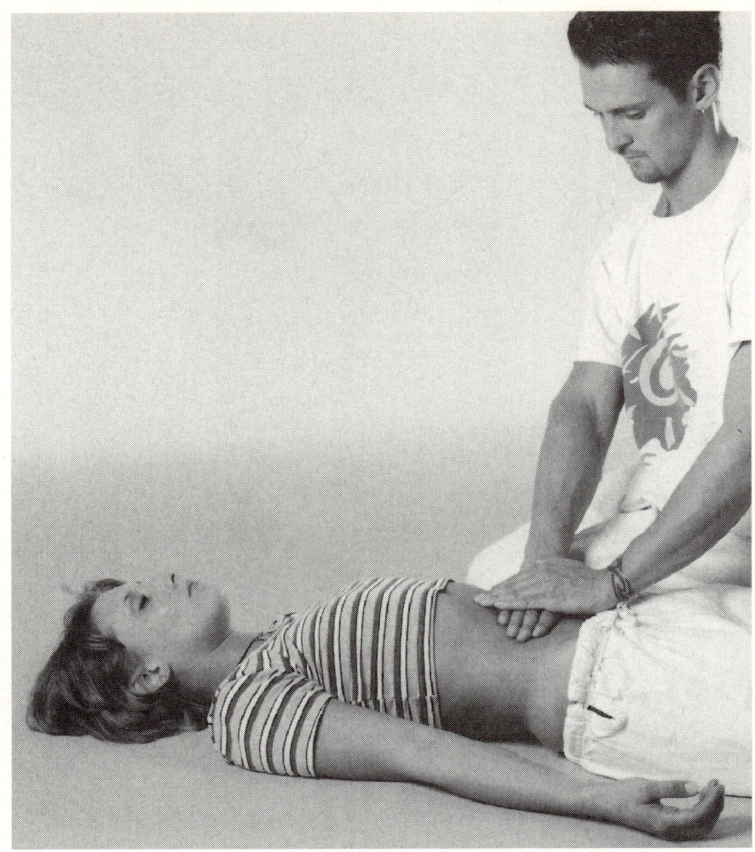

Abbildung 17

Ölen oder cremen Sie den Bauchbereich sanft ein, wobei Sie die langen Bauchmuskeln, aber auch den Hüftbereich, weich durchkneten. Streichen Sie dann mit Ihren Handflächen den Bauch Ihres Partners vom Nabel ausgehend nach außen aus, wobei die Fingerspitzen in Richtung Brust zeigen. Wiederholen Sie diese nach außen gleitende Bewegung vier- bis fünfmal.

Legen Sie eine Handfläche auf den Nabel Ihres Partners, und die andere auf Ihren Handrücken – zum Beispiel die rechte Handfläche auf den Bauch, die linke auf Ihren rechten Handrücken. Führen Sie nun langsame große Kreisbewegungen im Uhrzeigersinn aus, um den Bauch ihres Partners aufzuwärmen.

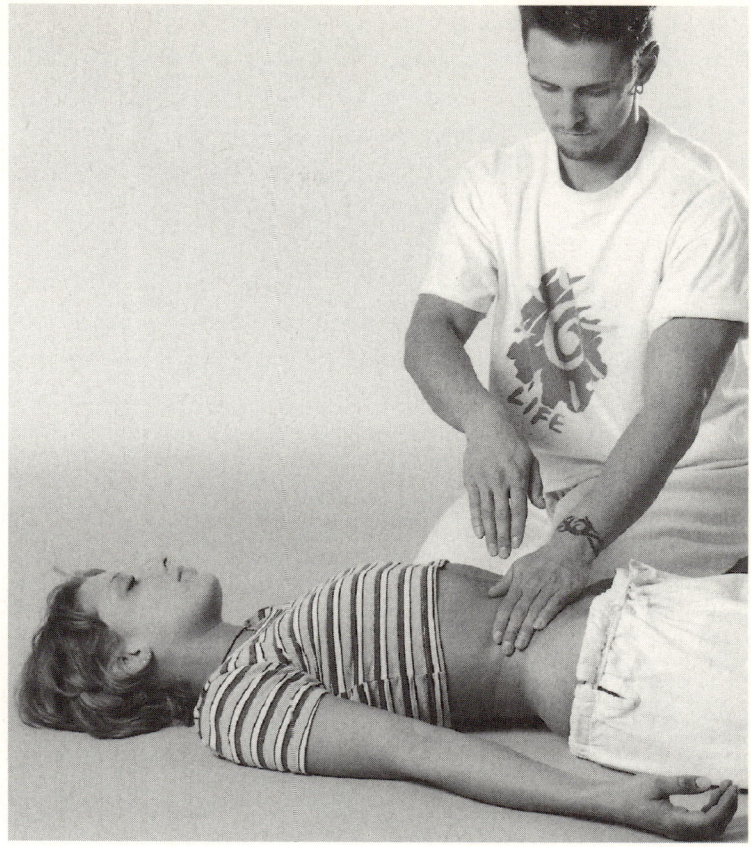

Abbildung 18

Nachdem Sie einige Kreise beschrieben haben, streichen Sie den Bauch Ihres Partners seitlich aus. Dazu streichen Sie abwechselnd mit jeder Handfläche den Bauch von außen, also von dort, wo der Rücken den Boden berührt, zu sich hin in Richtung Körpermitte. Dabei folgt eine Hand abwechselnd der anderen, und es macht nichts, wenn sich der Unterkörper des Partners dabei leicht vom Boden abhebt.

Nach vier bis fünf langsamen Streichbewegungen sollten Sie die Übung zusätzlich von der anderen Körperseite aus durchführen.

3. Handflächentechnik – großer Kreis

Sobald sich der Bauch Ihres Partners warm und durchblutet anfühlt, können Sie mit den vorsichtigen Drucktechniken beginnen. Da Sie sich bei der ganzheitlichen Bauchmassage von großen Flächen ausgehend auf immer kleinere Punkte konzentrieren werden, beginnen Sie zunächst mit der Handflächentechnik.

Zuvor lernen Sie jedoch eine kurze **Atemübung** kennen, die Sie zwischen den einzelnen Stufen der Behandlung ausführen sollten, um sich immer wieder zu zentrieren, Spannungen loszulassen und Kraft zu sammeln, denn schließlich sollen auch Sie nach der Bauchmassage nicht erschöpft oder gar abgekämpft, sondern erfrischt und voller Energie sein.

Energieaufladung

Während Sie eine Hand am Bauch Ihres Partners liegenlassen, legen Sie die andere Handfläche auf Ihren Nabel. Versuchen Sie, möglichst aufrecht zu sitzen beziehungsweise zu knien, schließen Sie die Augen, konzentrieren Sie sich auf Ihre Körpermitte, und führen Sie die folgende Atemtechnik aus.

Atmen Sie langsam durch die Nase ein, und versuchen Sie, in Ihren Bauch hineinzuatmen, so daß er sich mit der Einatmung leicht auswölbt. Halten Sie den Atem dann für wenige Sekunden an, wobei Sie den Bauch *leicht* nach innen ziehen und auch den Schließmuskel etwas zusammenziehen. Stellen Sie sich dabei vor, wie sich Energie in Ihrem Bauchnabel sammelt.

Lassen Sie dann Bauchdecke und Schließmuskel ganz entspannt los, und atmen Sie gleichzeitig lautlos durch den leicht geöffneten Mund aus.

Wiederholen Sie diese Übung dreimal.

Hinweis: Die Handflächentechnik ist die erste einiger Techniken, die weniger mit Bewegung als vielmehr mit Druck arbeiten, wobei hier ein sehr sanfter Druck gemeint ist.

Sie führen die Handflächentechnik im Uhrzeigersinn aus, was

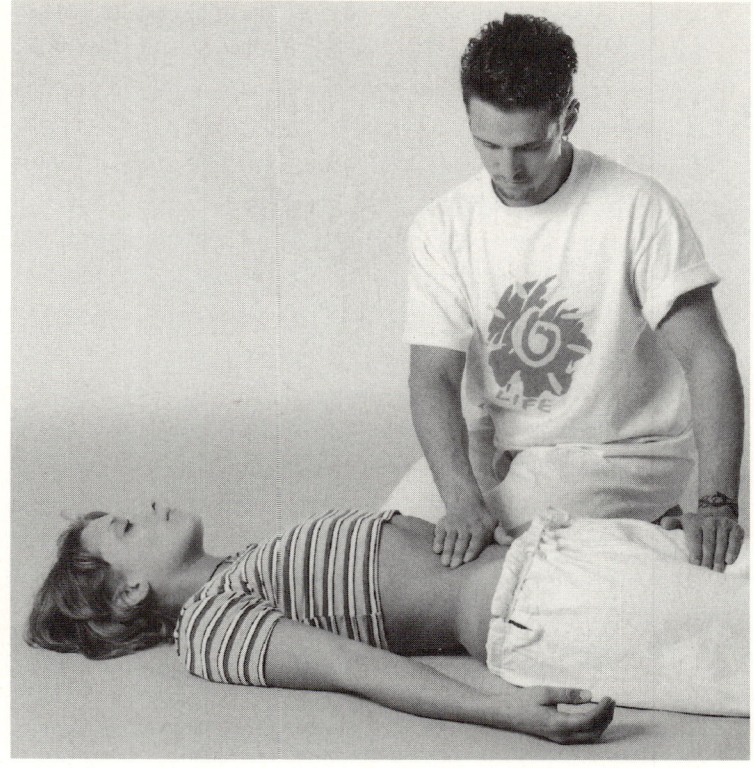

Abbildung 19

der Richtung entspricht, in die der Dickdarm gewunden ist. Auf diese Weise wird die Verdauung des Speisebreis unterstützt, der in diese Richtung befördert wird.

Beginnen Sie mit der Handflächentechnik, indem Sie die aktive Hand flach auf die linke Seite des Unterbauches, also im Blinddarmbereich auflegen, während die andere Hand, die passive Hand oder Mutterhand, am Oberschenkel liegt. Passen Sie Ihre Handfläche der Bauchform Ihres Partners an. Ihr Handballen liegt dabei etwas unterhalb des Nabels, die Finger weisen nach außen.

Mit der nächsten Ausatmung des Partners geben Sie leichten Druck auf die Handfläche, mit seiner Einatmung geben Sie im

Druck nach. Wiederholen Sie dies dreimal, wandern Sie dann etwas höher, schließlich auf den Magenbereich und auf der anderen Seite des Bauches wieder abwärts.

Geben Sie jedesmal mit der Ausatmung etwas Gewicht in die Handfläche und lösen Sie den Druck beim Einatmen – gehen Sie also mit der Atembewegung Ihres Partners mit. Der Druck sollte stets senkrecht nach unten erfolgen. Wiederholen Sie die Technik an jeder Stelle, an der Sie Ihre Handfläche auflegen, dreimal, bis Sie in einem großen Kreis wieder am linken Unterbauch angekommen sind.

4. Handballentechnik – Spirale nach innen

Nun folgt die Handballentechnik, mit der Sie bereits etwas konzentrierteren Druck ausüben können. Auch bei der Handballentechnik gehen Sie wieder vom linken Unterbauch Ihres Partners aus. Diesmal werden Sie jedoch nicht nur einen großen Kreis beschreiben, sondern diesen spiralförmig nach innen weiterführen.

Sobald Ihr Partner ausatmet, geben Sie wieder etwas Druck mit dem Handballen auf den Bauchbereich, mit dem Einatmen lösen Sie den Druck.

Wiederholen Sie diese Technik dreimal. Dann rutschen Sie mit Ihrem Handballen etwas höher und wiederholen das Ganze wiederum dreimal. Fahren Sie fort, indem Sie sich mit Ihrem Handballen bis zum Rippenbereich hinaufarbeiten, oberhalb des Bauchnabels nach rechts und vom rechten oberen Rippenbereich nach unten bewegen.

Unten angekommen, führen Sie die Technik nochmals in einem kleineren und schließlich in einem noch kleineren Kreis um den Bauchnabel herum aus. Je weiter Sie nach innen gelangen, desto sanfter sollte Ihr Druck dabei werden. Ist Ihr Handballen am Bauchnabel angekommen, so üben Sie dort keinen Druck mehr aus, sondern lassen den Handballen einige Sekunden weich liegen.

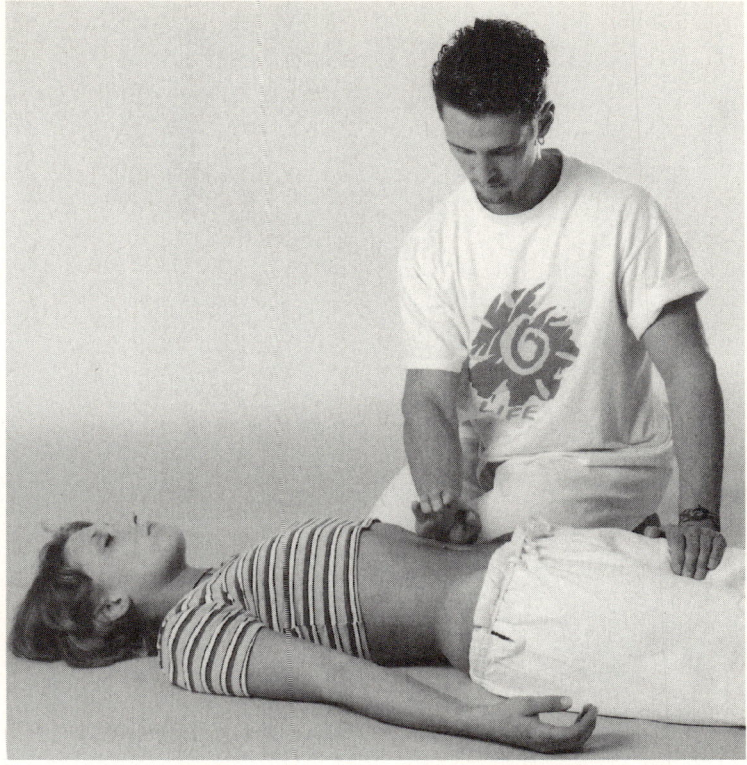

Abbildung 20

5. Daumentechnik – kleine Kreise

Während Sie durch die beiden vorangegangenen Techniken sämtliche Meridiane, Tsubos und Reflexzonen wie auch die Bauchorgane angeregt haben, werden Sie nun die Bauchreflexzonen (s. Abb. 4, S. 47) nochmals etwas konzentrierter stimulieren und dadurch den gesamten Organismus aktivieren. Sie verwenden dazu die Daumentechnik.

Setzen Sie die Daumenkuppe sanft auf den Bauch Ihres Partners, und zwar rechts neben seinen Bauchnabel.

Mit der nächsten Ausatmung Ihres Partners drücken Sie nun *ganz behutsam* mit der Daumenkuppe senkrecht nach innen. Diesmal halten Sie den Druck länger als bei den vorigen Tech-

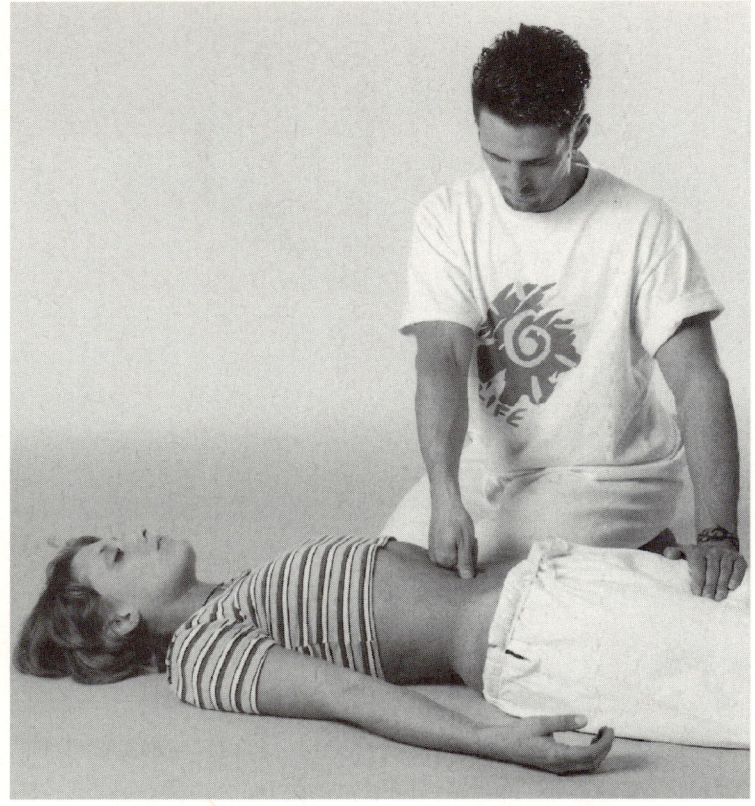

Abbildung 21

niken. Zwar können Sie den Druck beim Einatmen des Partners leicht verringern, ohne ihn jedoch ganz zu lösen.

Halten Sie den Druck etwa zehn bis 15 Sekunden, drücken
Sie jedoch jede Stelle nur einmal. Setzen Sie Ihren Daumen
dann etwas tiefer, schließlich unter den Bauchnabel, dann nach
links gehend, nach oben und wieder nach rechts. Beschreiben
Sie, einfacher ausgedrückt, einen kleinen Kreis um den
Bauchnabelrand.

Wenn Sie am Ausgangspunkt angekommen sind, rutschen
Sie mit dem Daumen etwa einen Fingerbreit nach außen,
gehen also auf eine größere Kreislinie, und wiederholen das
Ganze noch einmal. Wenn auch dieser Kreis geschlossen wurde,

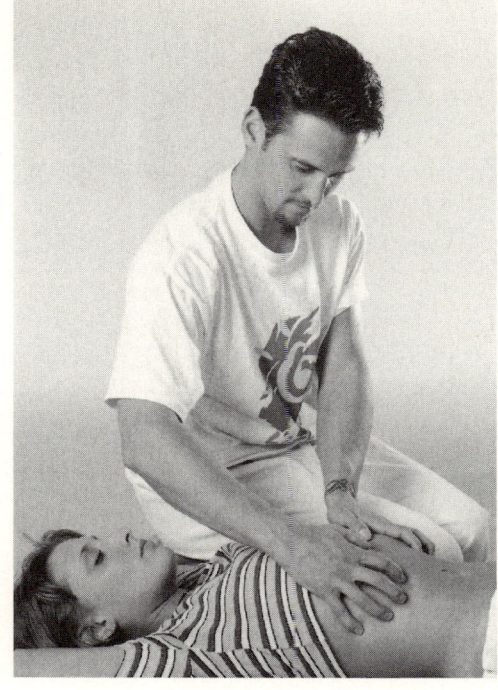

Abbildung 22 83

können Sie – je nach Größe Ihres Daumens und der Größe des Bauches Ihres Partners – noch zwei bis drei größere Kreise um den Bauchnabel beschreiben.

Hinweis: Führen Sie die Daumentechnik immer nur einmal auf jedem Punkt des Kreises aus, und halten Sie den sanften Druck wie gesagt jeweils zehn bis 15 Sekunden lang.

Vier-Finger-Technik

Nachdem Sie einige Kreise um den Bauchnabel beschrieben und den Bauch Ihres Partners mit dem Daumen behandelt haben, können Sie noch die Vier-Finger-Technik ausführen.

Setzen Sie Zeige-, Mittel-, Ring- und kleine Finger beider Hände einige Zentimeter unterhalb der Rippenbögen Ihres Partners unter seine beiden Rippen. Die Hände sollten dabei so gehalten werden, als wollten Sie Ihren Partner an den Rippen nach oben ziehen – was Sie natürlich nicht machen werden!

Ziehen Sie mit Ihren Fingerkuppen dann gleichzeitig sanft nach oben und innen in Richtung Rippen, wobei Sie den Druck vorsichtig beginnen und nur sehr langsam steigern.

Entspannen Sie Ihre Hände und Finger dann wieder, und wiederholen Sie diese Technik noch zwei- bis dreimal.

Danach können Sie dieselbe Technik auch noch einmal etwas weiter außen, also am äußeren seitlichen Rippenbereich, der noch sensibler ist, wiederholen.

Achten Sie hierbei jedoch immer auf die Reaktionen Ihres Partners.

6. Lockerung

Nachdem Sie nun einige Drucktechniken ausgeführt haben, werden Sie die Körpermitte Ihres Partners auf den nächsten beiden Stufen der Bauchmassage lockern und dehnen. Dadurch können eventuell aufgebaute Widerstände gegen die Behandlung gelöst und auch Verspannungen im gesamten Becken-, Oberschenkel, und unteren Rückenbereich gelockert werden.

Übrigens: Erinnern Sie sich noch an die Atemübung «Energieaufladung»? (s. S. 78). Denken Sie daran, daß Sie diese Übung jederzeit zwischen den Stufen der Bauchmassage einschalten können, um sich mit neuer Energie aufzuladen und auch Ihrem Partner etwas Zeit für die Verarbeitung der gesetzten Reize zu geben.

Knien Sie sich vor Ihren Partner, wobei es diesmal günstig wäre, ein Bein aufzustellen, oder stellen Sie sich über Ihren Partner, so daß Ihre Füße neben seinen Oberschenkeln stehen. Achten Sie darauf, daß Ihr Rücken gerade bleibt, wenn Sie sich nun nach unten beugen. Das bedeutet, daß Sie relativ tief in die Knie gehen müssen.

Führen Sie nun beide Handflächen von links und rechts

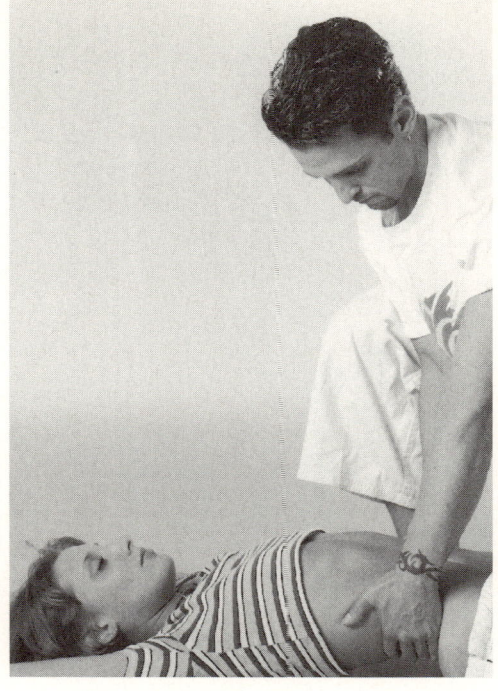

Abbildung 23

85

unter den unteren Rücken Ihres Partners. Unter dem Kreuz-
bein angelangt, lassen Sie Ihre Handflächen auf seinem Rücken
ruhen. Lassen Sie Ihren Partner in seinen unteren Rücken, also
gegen Ihre Handflächen, atmen.

Nach einigen Atemzügen ziehen Sie Ihre beiden Hände
leicht nach außen und umfassen die Taille Ihres Partners. Dann
ziehen Sie seinen unteren Rücken leicht vom Boden weg –
dabei genügen bereits wenige Zentimeter. Wenn Ihr Partner
relativ schwer ist, genügt es sogar, mit Ihren Händen einen
leichten Zug nach oben auszuüben, ohne daß sich der Rücken
der Partners wirklich vom Boden löst.

Halten Sie diese Position einige Sekunden, und lösen Sie
den Zug dann wieder. Führen Sie diese Technik dann noch ein
zweites Mal aus.

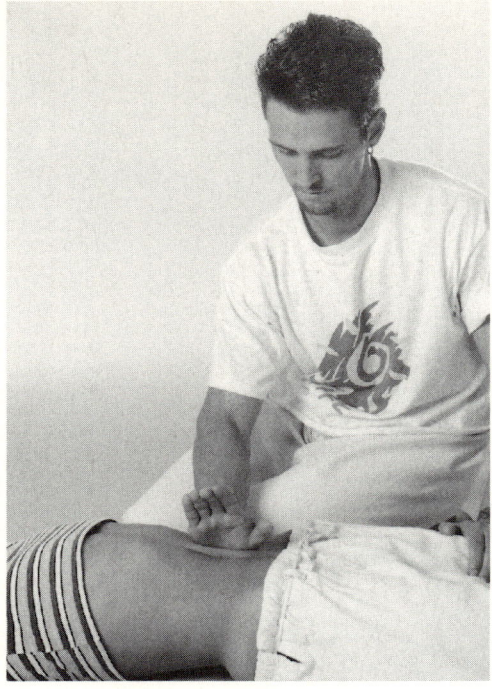

Abbildung 24

Lockern Sie nun die Bauchmuskulatur Ihres Partners, indem Sie seine langen Bauchmuskeln mit Ihrem Handballen nach innen schieben. Schieben Sie die Muskeln während seiner Ausatmung nach innen, lösen Sie den Druck dann, und wiederholen Sie diese Technik auf beiden Körperseiten des Partners zwei- bis dreimal.

Hinweis: Obwohl diese Technik äußerlich aussieht, wie die weiter oben beschriebene Handballentechnik, ist die Druckbewegung diesmal nicht senkrecht zum Bauch auszuführen als vielmehr von außen nach innen – sie bleibt also an der Oberfläche. Tatsächlich handelt es sich hierbei nur um eine Lockerung und nicht um eine Drucktechnik!

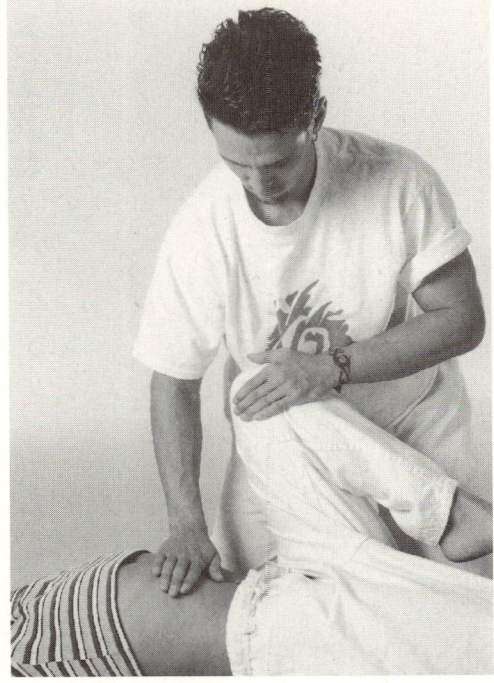

7. Dehnung

Im folgenden werden Sie einige einfache Dehnungen ausführen. Diese dienen nicht nur dem Zweck, die Massage etwas aufzulockern, sondern Sie dehnen vor allem auch den Oberschenkel und Beckenbereich Ihres Partners, wodurch Spannungen in diesen Bereichen gelöst werden.

Führen Sie zunächst eine sanfte Oberschenkeldehnung aus. Dazu bitten Sie Ihren Partner, das rechte Bein anzuwinkeln. Umgreifen Sie mit Ihrer rechten Hand sein rechtes Knie. Die andere Hand legen Sie flach auf seinen oberen Bauchbereich, ohne jedoch Druck auszuüben.

Dehnen Sie nun den Oberschenkel Ihres Partners, indem Sie sein Knie leicht und mit sanftem Druck in Richtung seiner Brust drücken. Nützen Sie wiederum die Ausatmung des Partners, um den Druck und damit die Dehnung leicht zu verstär-

ken – doch achten Sie unbedingt auf die natürliche Dehngrenze Ihres Partners.

Nachdem Sie die Dehnung etwa zehn bis 15 Sekunden lang
gehalten haben, lösen Sie sie wieder und bitten Ihren Partner,
sein Bein wieder auszustrecken.

Führen Sie dieselbe Technik dann auch mit dem anderen
Bein aus.

Hinweis: Wie bei der gesamten Bauchmassage, so ist auch bei
dieser und der folgenden Dehnung ein einfühlsamer, vorsich-
tiger Umgang mit dem Partner erforderlich, da sonst im
schlimmsten Falle Zerrungen der Muskulatur auftreten können,
womit der Erfolg der Behandlung freilich zunichte gemacht
wäre.

Für die nächste Dehnung bitten Sie Ihren Partner, seine Fußsohlen aneinanderzulegen und die Beine ein wenig anzuwinkeln. Fordern Sie Ihren Partner ferner auf, die Knie locker
auseinanderfallen zu lassen.

Nun legen Sie Ihre Handflächen sanft auf die Innenseite
seiner Oberschenkel. Geben Sie Ihrem Partner genügend Zeit,
sich an die Berührung Ihrer Hände an diesem empfindlichen
und relativ intimen Bereich zu gewöhnen.

Beginnen Sie dann damit, sehr vorsichtig *leichten* Druck auf
die Innenseite der Oberschenkel zu geben. Das bedeutet, daß
Sie die Oberschenkel Ihres Partners leicht nach außen und in
Richtung Boden dehnen – wobei Sie jedoch wiederum unbedingt auf die Dehngrenze des Partners achten sollten.

Halten Sie auch bei dieser Übung die Dehnung etwa zehn
bis 15 Sekunden, bevor Sie sie lösen und den Partner bitten,
seine Beine wieder auszustrecken.

Hinweis: Die meisten Menschen sind in diesem Bereich ziemlich unflexibel, so daß es oft schon genügt, wenn Sie nur das
Gewicht Ihrer Hände wirken lassen, ohne großartig zu
drücken.

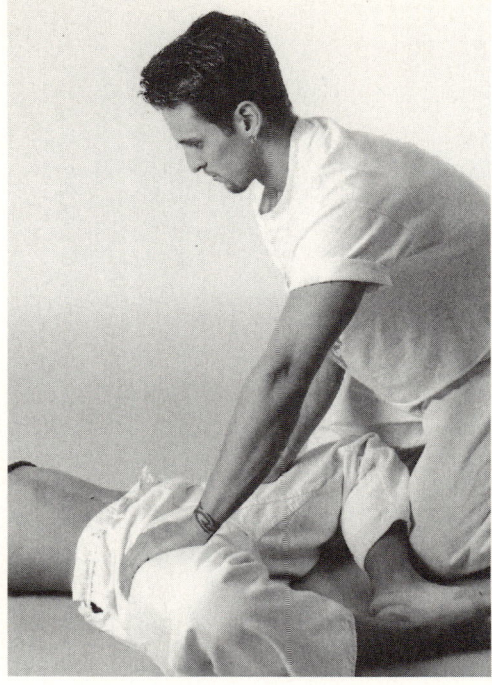

Abbildung 26   **89**

8. Die Punkte der Lebensquelle

Nachdem Sie mit Ihrem Partner einige lockernde Techniken und
Dehnungen ausgeführt haben, werden Sie nun noch einige energetisch wichtige Linien und Punkte im Bauch stimulieren.

Beginnen Sie zunächst mit der Behandlung der zwei Lebenslinien. Dabei handelt es sich um zwei senkrechte Linien, die auf
beiden Seiten des Bauches parallel vom Rippenbereich bis in die
Leistengegend verlaufen.

Anatomisch gesehen entspricht dies etwa der Linie des auf-
steigenden und absteigenden Dickdarms, jedoch befinden sich die
Linien näher am Bauchnabel, nämlich etwa auf der Höhe des
Magen- und Nierenmeridians (s. dazu auch Abb. 2, S. 42).

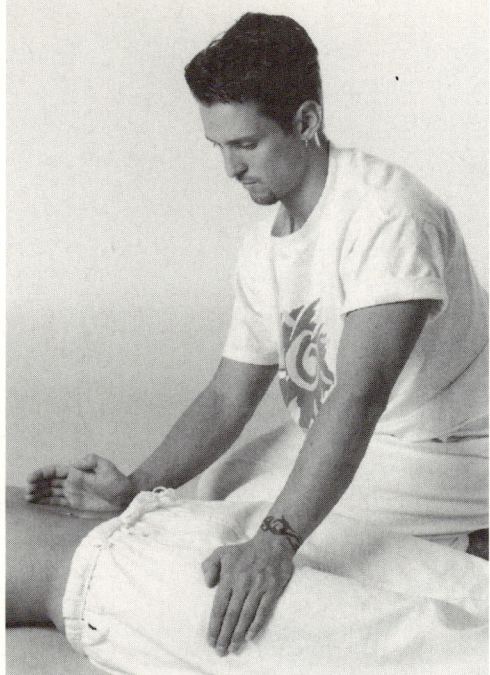

Abbildung 27

Für die Stimulierung dieser Linien eignet sich besonders die **Hand-kantentechnik**.

Legen Sie die Mutterhand auf den Oberschenkel Ihres Partners, und setzen Sie die aktive Hand mit der Handkante und den gekrümmten Fingern senkrecht neben den Bauchnabel Ihres Partners. Dabei sollten die Finger sich der Krümmung des Rippenbogens anpassen.

Mit der nächsten Ausatmung des Partners drücken Sie nun leicht mit der Handkante einwärts. Behalten Sie den sanften Druck auch während der Einatmung des Partners bei, und verstärken Sie ihn bei seiner nächsten Ausatmung nochmals ein wenig. Lösen Sie den Druck dann wieder, gleiten Sie mit der Handkante einige Zentimeter nach unten, und wiederholen Sie diese Technik dort noch einmal.

Gleiten Sie so oft abwärts, bis der weiche Teil Ihrer Handkante im Leistenbereich – also zwischen Oberschenkelansatz und Schambein Ihres Partners – zu liegen kommt, wo Sie die Technik ein letztes Mal wiederholen.

Nachdem Sie die rechte Bauchseite behandelt haben, wiederholen Sie die Handkantentechnik in derselben Weise auch auf der linken absteigenden Linie am Bauch Ihres Partners.

Hinweis: Achten Sie darauf, daß Ihr Druck um so sanfter werden sollte, je weiter Sie nach unten wandern. Besonders in der Leistengegend genügt es, das Gewicht Ihrer aktiven Hand ganz leicht zu verstärken, da Druck in diesem Bereich nicht angezeigt ist.

Nach Behandlung der Lebenslinien sollten Sie zum Abschluß noch gezielt die Punkte der Lebensenergie massieren. Dabei handelt es sich um die elf Tsubos, die Sie in Abbildung 3 (s. S. 43) finden können.

Die Technik, mit der Sie diese Punkte stimulieren, ist die **Drei-Finger-Technik**. Dabei werden Sie jeden der elf Punkte nur einmal sanft einwärts drücken.

Da die Drei-Finger-Technik aber nicht nur mit leichtem Druck, sondern auch noch mit einer sanften Vibration arbeitet, lassen Sie die Fingerkuppen von Zeige-, Mittel- und Ringfinger zusätzlich sanft vibrieren, während Sie drücken.

Achten Sie jedoch darauf, daß das Vibrieren nicht hektisch, sondern eher langsam und ruhig vonstatten geht. Wenn Ihnen Ihr Partner sehr vertraut ist und Sie seine Reaktionen nach einigen Bauchmassagen bereits gut zu deuten wissen, können Sie diese Technik auch mit zunehmendem Druck ausführen – doch überschreiten Sie nie die Schmerzgrenze Ihres Partners. Wahrscheinlich werden einige Punkte relativ unempfindlich sein, während andere sehr viel schmerzempfindlicher sind.

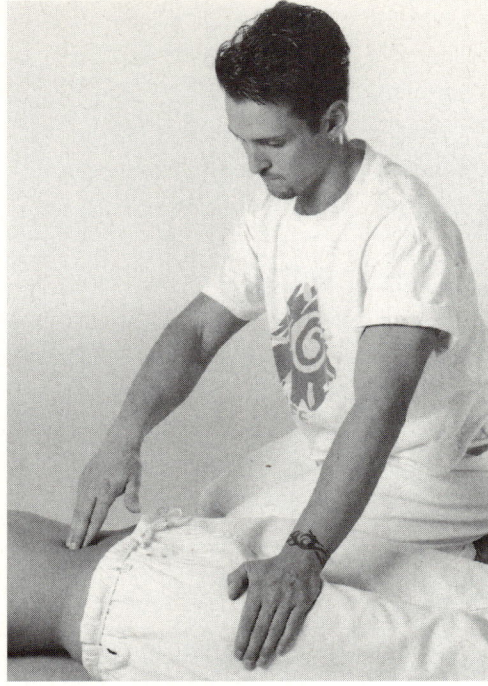

Abbildung 28

Hinweis: Zu Beginn der Behandlung mit der Drei-Finger-Technik sollten Sie sich nicht scheuen, notfalls die Abbildung 3 (s. S. 43) aufzuschlagen, allerdings ist es natürlich besser, sich die Punkte vor der Behandlung einzuprägen.

● Behandeln Sie zunächst den Punkt, der rechts neben dem Bauchnabel liegt, also MA (Magenmeridian) 25.

Nachdem Sie die Drei-Finger-Technik einmal ausgeführt haben, wiederholen Sie sie auf der anderen Seite des Bauchnabels.

Behandeln Sie dann den Punkt MA 27, der etwa drei Fingerbreit weiter unten liegt, wenn Sie eine senkrechte Linie vom ersten Punkt aus abwärts ziehen. Wiederholen Sie dasselbe dann auch auf der linken Körperseite.

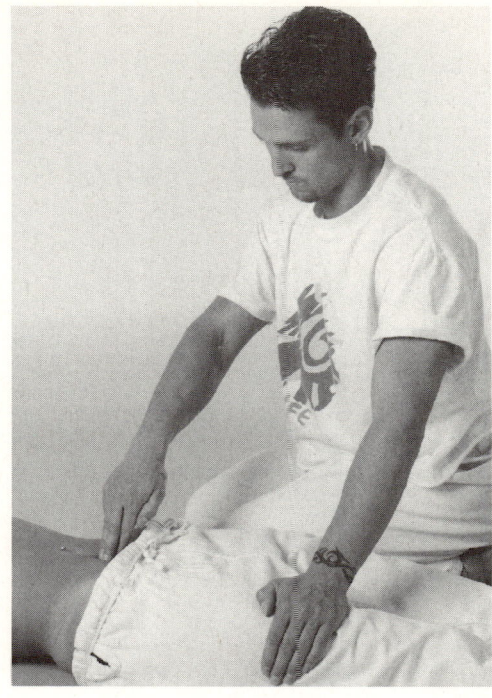

Abbildung 29

93

Stimulieren Sie dann von unten ausgehend die Punkte KG 4, KG 6 und KG 27 (Konzeptionsgefäß), die in jeweils einem Fingerbreit Abstand senkrecht unter dem Bauchnabel liegen.

Anschließend ziehen Sie gedanklich die Linie weiter nach oben und stimulieren *sehr vorsichtig* die Punkte KG 10 in der Magenmitte und KG 12, direkt unterhalb des Brustbeins.

Abschließend wenden Sie die Drei-Finger-Technik dann noch einmal an, um auf beiden Seiten des Körpers den Punkt LE 13 (Lebermeridian) anzuregen. Der Punkt liegt am untersten Rand des Brustkorbs.

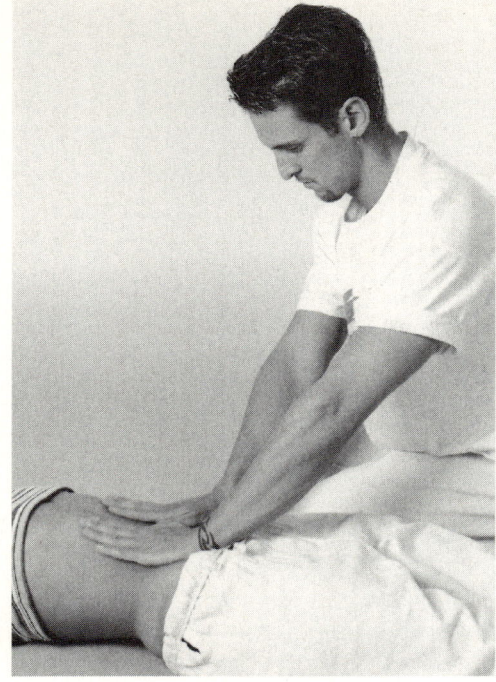

Abbildung 30

9. Das Verteilen der Energie

Auf der 9. Stufe der Bauchmassage verteilen Sie die durch die Behandlung angeregte Lebensenergie im gesamten Bauchraum.

Legen Sie beide Handflächen dazu flach auf den Bauch Ihres Partners, wobei sich Ihre Daumen in Höhe seines Bauchnabels berühren und Ihre Finger nach oben, also in Richtung seines Kopfes zeigen.

Ohne Druck auszuüben, beginnen Sie nun damit, Ihre Handflächen sanft vibrieren zu lassen. Am besten vibrieren Sie mit den Händen seitlich und nicht vertikal, da sich diese Vibrationsbewegung erfahrungsgemäß leichter ausführen läßt, ohne daß man sich dabei verspannt.

Lassen Sie Ihre Handflächen mindestens 30 Sekunden lang locker vibrieren, bevor Sie zur letzten Technik der Bauchmassage übergehen.

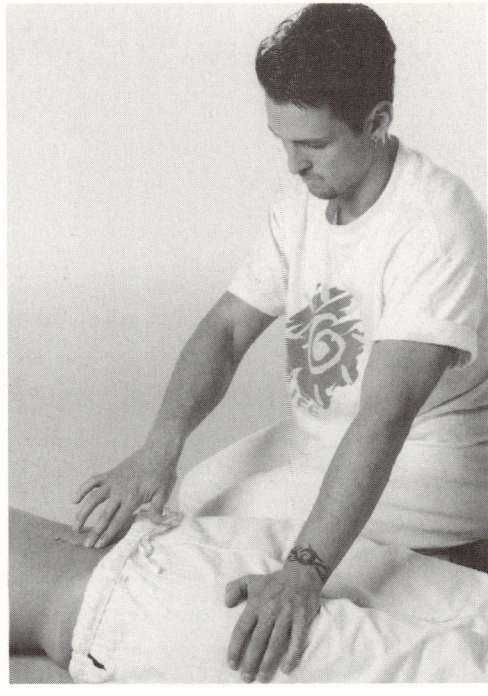

Abbildung 31

Nachdem Sie die Energie im gesamten Unterleib verteilt haben, werden Sie sie abschließend nochmals im Tan-Tien – das ist der Punkt, in dem sich die vitalen Kräfte konzentrieren und an dem sämtliche Energien der Körpermitte zusammenfließen – zum Strömen bringen.

Wenn Sie möchten, können Sie noch einmal ein bis zwei Tropfen Öl oder Lotion auf die Haut Ihres Partners träufeln, und zwar unterhalb seines Bauchnabels.

Legen Sie den Zeige- und Mittelfinger Ihrer aktiven Hand aneinander, und legen Sie diese beiden Finger flach auf den Bauch Ihres Partners, etwa zwei bis drei Fingerbreit unterhalb des Bauchnabels.

Führen Sie nun auf diesem Punkt kleine Kreisbewegungen im Uhrzeigersinn aus. Üben Sie dabei keinerlei Druck aus, beginnen Sie das Kreisen sehr langsam, und lassen Sie es dann

allmählich etwas schneller werden. Ziehen Sie insgesamt 36
kleine Kreise im Uhrzeigersinn, wobei Sie die letzten Kreise
immer langsamer werden lassen.

10. Abschied nehmen

Zum Abschluß der Bauchmassage beenden Sie Ihre Behandlung
ebenso bewußt, wie Sie sie begonnen haben.

Legen Sie noch ein letztes Mal Ihre Handflächen auf den Bauch
Ihres Partners, so wie Sie es bei der 1. Stufe «Kontakt aufnehmen» taten (s. Abb. 13, S. 72).

   Spüren Sie noch einmal in Ihren Partner hinein. Spüren Sie
seine Atembewegung, die Wärme seiner Haut und den Spannungszustand seines Bauches. Hat sich etwas verändert, seit Sie
mit der Behandlung begonnen haben? Können Sie spüren, wie
sich dieser Bereich nun wärmer und durchlebter anfühlt?

   Nehmen Sie sich genügend Zeit, bitten Sie Ihren Partner
dann darum, seine Augen zu öffnen, sich zu strecken und sich
allmählich wieder ganz dem Außen zuzuwenden.

Vielleicht nehmen Sie sich noch etwas Zeit für einen kurzen Erfah-
rungsaustausch, fragen Ihren Partner, was er bei der Behandlung
empfunden hat, ob sich sein Bauch jetzt anders anfühlt als vor der
Massage, was ihm besonders gut und was ihm weniger gefallen hat
usw.

   Auf diese Weise können Sie Ihre Massage den Wünschen Ihres
Partners anpassen und sie individuell verändern, wobei die Reihenfolge der zehn Stufen prinzipiell beibehalten werden sollte.

Zum Schluß dieses Abschnitts über die Bauchmassage sei noch einmal erwähnt, wie wichtig es ist, daß Sie sich immer auf Ihr Gespür
und Ihre Intuition verlassen, da jeder Partner im Grunde etwas anders behandelt werden muß. Natürlich sollten Sie sich an die Regeln und Tips halten, die empfohlen werden, doch wenn Sie anfangs das eine oder andere vergessen, wird dies die Wirkung der
Massage nicht zerstören, vorausgesetzt, Sie behandeln bewußt, ru-

hig, vorsichtig und einfühlsam. Haben Sie also etwas Geduld mit sich selbst, wenn nicht gleich alles am Anfang perfekt klappt. Mit der Zeit wird Ihre Behandlung immer fließender, sicherer und harmonischer werden.

Die Selbstbehandlung

Natürlich will Ihnen dies Buch nicht nur zeigen, wie Sie andere Menschen, sondern auch wie Sie sich selbst behandeln können. Schließlich wird nicht immer ein Freund oder Partner in Ihrer Nähe sein, der Ihnen eine Bauchmassage schenkt, wenn Sie sich unwohl, erschöpft oder nervös fühlen.

Für die Selbstbehandlung gelten die gleichen Prinzipien wie für die Behandlung des Partners. Einerseits ist sie fast ebenso wirkungsvoll wie die Grundbehandlung des Partners, andererseits sind auch dieselben Kontraindikationen zu beachten. Auch der Ablauf ist ähnlich, wobei der erste Teil der Selbstbehandlung im Sitzen, der zweite im Liegen erfolgt.

Ebenso wie bei der Behandlung des Partners, massieren Sie auch bei der Behandlung Ihres eigenen Bauches möglichst immer nur die unbekleidete Haut. Was die Wirkungen der Selbstbehandlung betrifft, so haben Sie zum einen die unmittelbare Wirkung auf die Bauchorgane, die durch die Massage und die damit verbundene Durchblutung der Bauchorgane hervorgerufen wird.

Zum zweiten werden aber natürlich bei der Selbstbehandlung auch reflektorische Wirkungen erzielt, da Sie auch hier wieder Reflexzonen, Tsubos und Meridiane anregen, so daß sämtliche Organe, der Kreislauf, das Immunsystem usw. gestärkt und harmonisiert werden.

Drittens ist auch bei der Selbstbehandlung eine psychisch-entspannende Wirkung zu beobachten, denn obwohl Sie auf die Zuwendung durch einen anderen Menschen verzichten müssen, wird die bewußte Zuwendung, die Sie sich selbst schenken, Ihr Körperbewußtsein verfeinern, die Entspannung fördern und somit Streß abbauen helfen.

Wichtig: Um unnötige Wiederholungen zu vermeiden, sollten Sie noch einmal die «Regeln für die Bauchmassage» (s. S. 55) durchlesen, da die meisten davon auch für die Selbstbehandlung gültig sind. Beachten Sie auch unbedingt die Kontraindikationen (s.S. 53), da auch sie sich sowohl auf die Behandlung als auch auf die Selbstmassage beziehen!

Kommunikation mit der eigenen Mitte

Die Selbstbehandlung durch eine Bauchmassage ist eine schöne Art, mit sich selbst oder genauer gesagt mit seiner eigenen Mitte zu kommunizieren. Indem Sie die weiter unten beschriebenen Techniken ausführen und dabei dennoch auch stets auf Ihre Intuition achten, lernen Sie, in Kontakt zu sich selbst zu treten.

Durch die Selbstbehandlung können Sie erfahren, wie es sich anfühlt, Kontakt mit dem eigenen Körper aufzunehmen, da es bei der Bauchmassage wichtig ist, in sich hineinzuspüren und die eigene Mitte anhand bestimmter Muskelspannungen und Temperaturempfindungen zu erleben. Kontakt aufnehmen bedeutet aber auch, sich zuwenden, also Zuwendung zu sich entwickeln und sich selbst annehmen lernen. Während Sie bei der Bauchmassage mit anderen Menschen kommunizieren und ihnen Ihre Wärme und Zuneigung schenken, geben Sie sich bei der Selbstbehandlung selbst Wärme und Zuneigung. Möglicherweise werden Sie dadurch erleben können, wie befreiend es ist, sich selbst anzunehmen und sich mit allen Fehlern, die man haben mag, liebzugewinnen.

Auf jeden Fall werden Sie aber lernen herauszufinden, was Ihr Körper braucht. Der Körper hat seine eigene Sprache, und er versucht ständig, Ihnen etwas mitzuteilen. Indem Sie durch die Selbstbehandlung Kontakte zu Ihrem Körper aufnehmen, können Sie lernen, diese Sprache zu verstehen und die Bedürfnisse Ihres Körpers zu erfüllen.

Wenn Sie mit der Selbstbehandlung beginnen, genügt es, die Behandlung im Fersensitz, also bis zur 5. Stufe, auszuführen und sie mit der 10. Stufe abzuschließen.

Ein weiteres Kurzprogramm besteht darin, die erste Stufe im Fersensitz, also das «Kontaktaufnehmen», auszuführen, sich dann sofort hinzulegen und die Stufen sechs bis zehn direkt anzuschließen.

Die Dauer einer Selbstbehandlung wird anfangs – also bei der gekürzten Form – höchstens zehn Minuten, bei der vollständigen Form etwa 20 Minuten betragen.

Wenn Sie zwischendurch einmal trotz Zeitmangels eine kleine Behandlung in Ihren Alltag einbauen wollen, so nehmen Sie sich wenigstens fünf Minuten Zeit, um das «Kontaktnehmen», die «36 Kreise» und anschließend gleich das «Abschiednehmen» auszuführen.

Oft genügt dies, um wieder zu innerer Ruhe zu finden und sich in seinem Zentrum zu verankern. Auch als Vorbereitung auf bevorstehende Streßsituationen wie Prüfungen, Zahnarztbesuche usw. empfehlen wir Ihnen, diese Kurzform der Selbstbehandlung durchzuführen.

Die zehn Stufen der Selbstbehandlung

Sorgen Sie zunächst wieder für eine angenehme, heitere Atmosphäre. Achten Sie darauf, daß der Raum, in dem Sie sich befinden, gut aufgewärmt ist und zuvor gelüftet wurde.

Schalten Sie alle Störquellen wie Telefon und Türklingel aus, denn Sie sollten für die Dauer der Selbstbehandlung – 10 bis 20 Minuten – ungestört sein.

Zunächst erhalten Sie einen Überblick über die Abfolge der Selbstbehandlung, die ebenso wie die Behandlung des Partners auf einer bequemen, jedoch nicht zu weichen Unterlage, also beispielsweise auf einer dicken Decke, die Sie auf dem Teppich ausgebreitet haben, durchgeführt werden sollte.

Die zehn Stufen der Selbstbehandlung

Im Sitzen

1. Kontakt aufnehmen

2. Aufwärmen

Anregen der drei Mitten

3. Der Unterbauch
4. Die Bauchmitte
5. Der Oberbauch

Im Liegen

6. Handballentechnik – Spirale nach innen
7. Dehnung
8. Die Punkte der Lebensquelle
9. Das Verteilen der Energie
10. Abschied nehmen

Auch für die Selbstbehandlung empfiehlt es sich, die Entspannungsübung (s. S. 69) zur Energieaufladung durchzuführen. Wenn Sie nicht alle Stufen der Selbstbehandlung durch diese Atemtechnik verbinden wollen, so sollten Sie sie wenigstens ab und zu einbauen.

Legen Sie immer beide Hände auf Ihren Bauchnabel. Im Fersensitz versuchen Sie, möglichst aufrecht zu sitzen beziehungsweise zu knien, im Liegen sollten Sie hauptsächlich darauf achten, daß Sie bequem liegen.

Für die Energieaufladung schließen Sie die Augen, konzentrieren sich auf Ihre Körpermitte und atmen langsam und tief durch die Nase ein. Halten Sie den Atem dann für wenige Sekunden an, und geben Sie etwas Kraft in den Bauch, indem Sie die Bauchmuskeln leicht anspannen, den Bauch *leicht* nach innen ziehen und auch den Schließmuskel etwas zusammenziehen.

Lassen Sie nach einigen Sekunden die Bauchdecke und den Schließmuskel wieder ganz entspannt los, wobei Sie zugleich den Mund ein wenig öffnen und hauchend ausatmen.

Wiederholen Sie diese Übung zwischen den Stufen der Selbstbehandlung jeweils dreimal.

Doch nun zur Selbstbehandlung der Körpermitte: Die ersten Stufen der Selbstmassage erfolgen im Sitzen. Erfahrungsgemäß eignet sich der Fersensitz dazu besonders gut. Wenn Sie ihn aus irgendwelchen Gründen nicht ausführen können, können Sie auch jede andere Sitzart wählen, solange nur Ihre Wirbelsäule aufrecht gehalten wird und Sie gleichmäßig entspannt sitzen können.

Als Tip für den Fersensitz: Wählen Sie eine nicht zu harte Unterlage, und legen Sie wenn nötig ein kleines Kissen zwischen die Ober- und Unterschenkel, da der Sitz dadurch wesentlich leichter fällt.

Bevor es losgeht, wärmen Sie zunächst Ihre Hände auf, indem Sie Ihre Handflächen fest aneinanderreiben. Strecken und entspannen Sie Ihre Hände anschließend einige Male, wie es auch zu Beginn der Grundbehandlung beschrieben wurde.

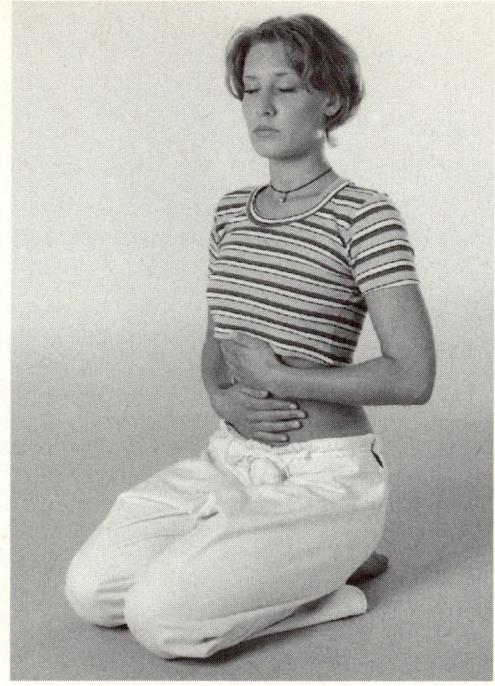

Abbildung 32

1. Kontakt aufnehmen

Schließen Sie Ihre Augen und wenden Sie sich Ihrer Körpermitte zu. Legen Sie dazu Ihre beiden Handflächen auf Ihren Bauch, und zwar so, daß eine Hand oberhalb und eine unterhalb des Nabels liegt. Die Hände liegen dabei waagerecht.

Können Sie Ihre Mitte spüren? Spüren Sie die Wärme, die Ihre Hände in den Bauch hineinstrahlen? Spüren Sie auch, wie die Wärme Ihres Bauches in Ihre Hände strahlt?

Verbinden Sie sich bewußt mit dem Zentrum Ihrer Lebensenergie. Achten Sie auch auf die Atembewegung im Bauchraum, auf das weiche Ein- und Ausströmen des Atems.

Nehmen Sie sich ausreichend Zeit, sich zu entspannen und Ihre Gedanken zur Ruhe kommen zu lassen.

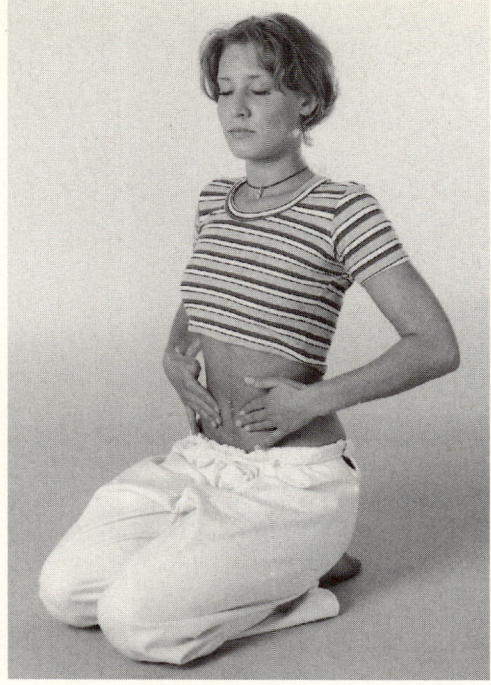

Abbildung 33   **103**

2. Aufwärmen

Die nächsten zwei Techniken dienen dazu, Ihren Bauchbereich für die Selbstbehandlung vorzubereiten, indem Sie ihn lockern und aufwärmen. Beginnen Sie zunächst mit einer lockernden **Vibrationstechnik**.

Legen Sie die Zeige-, Mittel- und Ringfinger beider Hände flach auf die rechte und linke Seite des Bauches unterhalb des Bauchnabels. Führen Sie dann mit den flachen Fingern leichte Vibrationen aus. Lassen Sie den Bauch dabei ganz locker. Am besten beugen Sie sich leicht nach vorne, damit die Bauchdecke auch wirklich entspannt ist.

Wandern Sie dann mit den Fingern ein wenig aufwärts, und wiederholen Sie diese Vibrationen auch neben und oberhalb des Bauchnabels, bis sich der Bauchbereich locker und entspannt anfühlt.

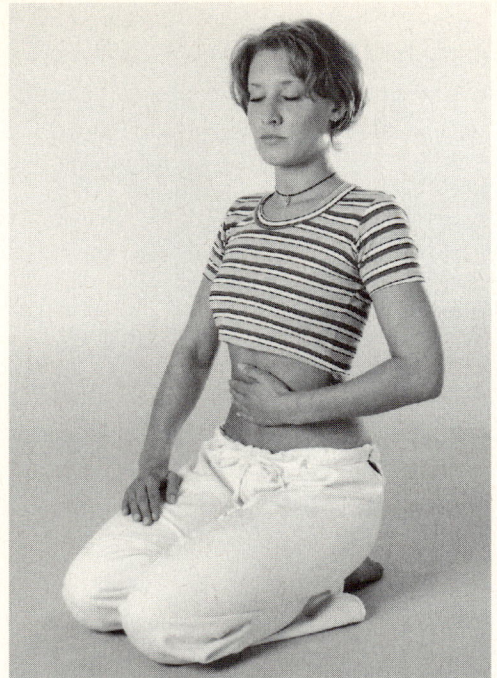

Abbildung 34

Nun folgt eine wärmende **Massagetechnik**, die dazu dient, die Lebensenergie im *Hara*, also in der Körpermitte, anzuregen. Wenn Sie möchten, können Sie zuvor eine kleine Menge Öl oder Lotion auf Ihrem Bauch verteilen. Ölen oder cremen Sie den Bauchbereich sanft damit ein, und beginnen Sie dann mit der Aufwärmtechnik der «36 Kreise».

Wie der Name «36 Kreise» schon vermuten läßt, geht es bei dieser Technik darum, 36 große Kreise um den Bauchnabel zu beschreiben. Dazu benutzen Sie nur eine Handfläche, die andere Hand legen Sie entspannt am Oberschenkel ab.

Führen Sie die Kreisbewegung mit wenig Druck und relativ schnell aus. Kreisen Sie mit Ihrer flachen Hand, und achten Sie darauf, daß Ihre Hand dabei möglichst locker bleibt. Führen Sie die Kreisbewegung im Uhrzeigersinn aus, und zählen Sie mit, damit Sie wissen, wann Sie 36 Kreise vollendet haben.

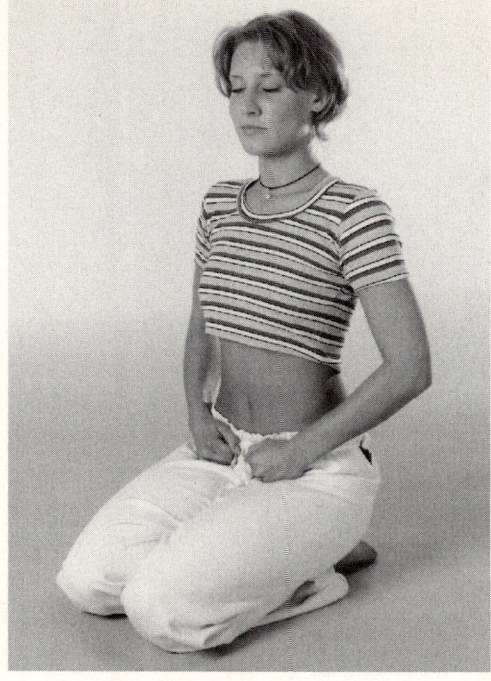

Abbildung 35   **105**

Anregen der drei Mitten

Die nächsten drei Stufen der Selbstbehandlung sind unter der Überschrift «Anregen der drei Mitten» zusammengefaßt, da Sie von unten ausgehend zunächst den Unterbauch, dann die Bauchmitte und schließlich den Magenbereich anregen und mit Energie füllen werden.

3. Der Unterbauch

Während Sie die vorigen und nachfolgenden Techniken auch im Schneidersitz oder sogar auf einem Stuhl ausführen können, ist die folgende Technik nur im Fersensitz durchzuführen.

—   Setzen Sie sich auf Ihre Fersen, legen Sie gegebenenfalls ein Kissen zwischen Ober- und Unterschenkel, und legen Sie Ihre beiden Fäuste entspannt rechts und links auf den Unterbauch,

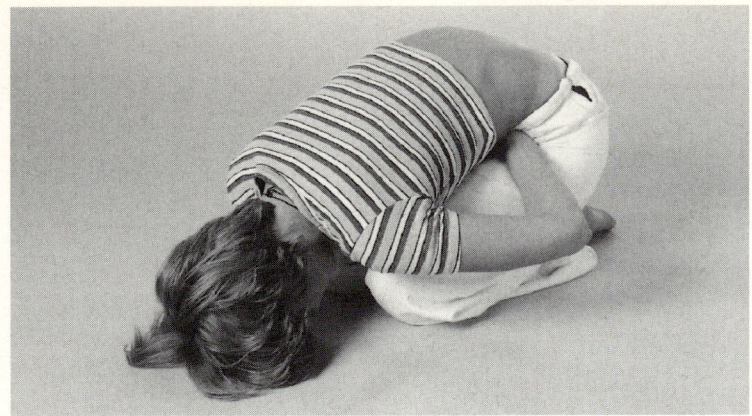

Abbildung 36

wobei die angewinkelten kleinen Finger am Oberschenkelansatz liegen. Die Fäuste bleiben locker, die Daumen bleiben
außen.

Atmen Sie einige Male tief in den Bauch. Mit der nächsten
Ausatmung lassen Sie Ihren Oberkörper langsam nach vorne
sinken, bis Ihr Kopf im Idealfall den Boden vor Ihren Knien
berührt.

Atmen Sie in der Endposition zwei- bis dreimal ein und aus.
Dabei werden Sie merken, daß der Atem in den Brust- und
Flankenbereich ausweicht, da der Unterbauch ja durch die
Pressung «besetzt» ist.

Richten Sie sich dann wieder langsam auf, und lösen Sie
Ihre Fäuste vom Unterbauch.

Hinweis: Gehen Sie beim Nach-vorn-Sinken nur bis zu Ihrer
Dehngrenze. Wenn Sie den Boden nicht berühren, macht es
auch nichts, denn es genügt, wenn der Oberkörper ein Stück
nach vorne gebeugt wird. Schließlich geht es bei dieser Technik
vor allem darum, Druck auf den Unterbauch auszuüben, wodurch die Durchblutung stark gesteigert wird.

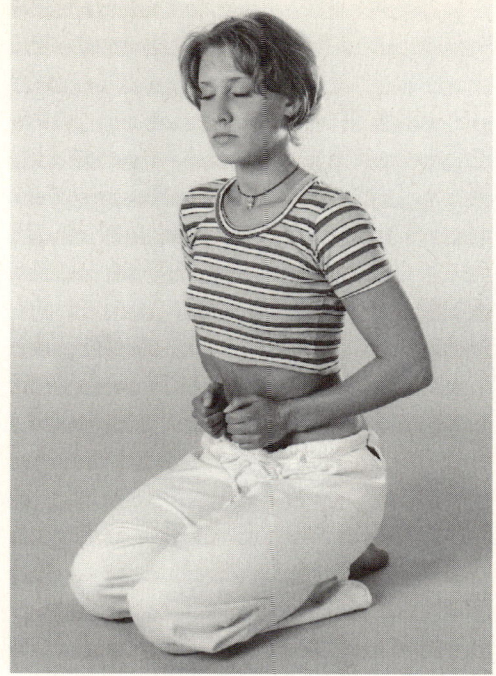

Abbildung 37   **107**

4. Die Bauchmitte

Nachdem Sie den unteren Bauchbereich behandelt haben, setzen Sie sich wieder aufrecht, jedoch ganz leicht nach vorne gebeugt auf, um die Mitte des Bauches anzuregen.

Bei der nächsten Technik benützen Sie Ihre Handballen, um Ihre langen Bauchmuskeln und die obere Fettschicht Ihres Bauches von außen nach innen zusammenzuschieben.

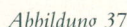 Schieben Sie Ihre Handballen mit der Ausatmung vom äußeren, seitlichen Rand des Bauches nach innen in Richtung Bauchnabel. Halten Sie den Druck nur kurz, lösen Sie ihn mit der Einatmung und schieben Sie mit der nächsten Ausatmung erneut nach vorne. Wiederholen Sie diese Übung drei- bis viermal.

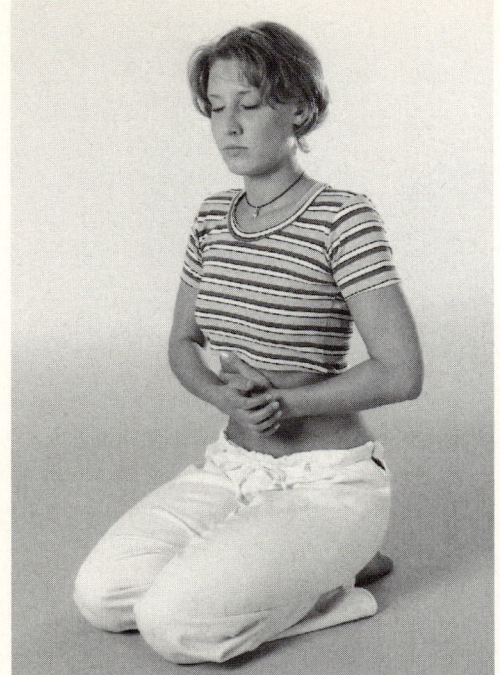

Abbildung 38

5. Der Oberbauch

Legen Sie Ihre linke Handfläche auf die Mitte Ihres Magens. Die rechte Hand legen Sie auf den linken Handrücken. Beugen Sie sich wiederum ganz leicht nach vorne.

Lassen Sie zunächst lediglich die Wärme Ihrer Hände in den oberen Bauchbereich hineinstrahlen.

Üben Sie dann allmählich ein klein wenig Druck aus, wobei Sie am besten wieder die Ausatmung nützen, die Sie mit dem sanften Druck kombinieren.

Halten Sie den Druck etwa 15 Sekunden lang, und verstärken Sie ihn dann nochmals ein wenig. Falls Schmerzen in diesem Bereich auftauchen, sollten Sie den Druck natürlich wieder lösen. Andernfalls halten Sie den Druck nochmals etwa 15 Sekunden und lösen ihn dann langsam wieder.

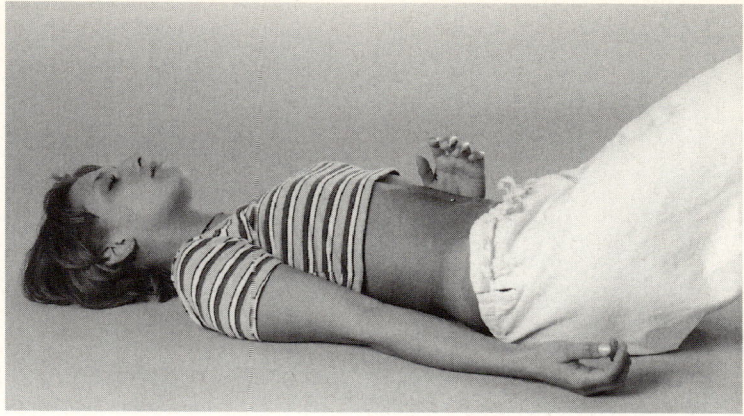

Abbildung 39

Nachdem Sie einige lockernde, wärmende und anregende Techniken im Sitzen ausgeführt haben, legen Sie sich entspannt auf den Rücken.

Entscheiden Sie selbst, ob Sie die Beine ausgestreckt lassen oder ob Sie sie lieber leicht anwinkeln möchten, in dem Sie die Füße aufsetzen. Obwohl im letzteren Fall eine etwas bessere Entspannung der Bauchdecke eintritt, müssen Sie selbst spüren, welche Stellung Ihnen eher liegt. Ebenso ist es im Grunde immer besser, die Augen geschlossen zu lassen, doch wenn es Ihnen lieber ist, können Sie sie natürlich auch offenlassen.

6. Handballentechnik – Spirale nach innen

Lassen Sie eine Hand passiv am Boden liegen. Mit dem Handballen der anderen Hand behandeln Sie Ihre Körpermitte wie folgt.

Beginnen Sie an Ihrem linken Unterbauch, kurz oberhalb des linken Oberschenkelansatzes. Mit der Ausatmung geben Sie etwas Druck mit dem Handballen auf den Bauchbereich, mit dem Einatmen lösen Sie den Druck. Achten Sie darauf, daß die Druckbewegung möglichst senkrecht zur Bauchoberfläche erfolgen sollte, und wiederholen Sie diese Technik dreimal.

Dann rutschen Sie mit Ihrem Handballen etwas höher und wiederholen das Ganze wiederum dreimal. Fahren Sie fort,

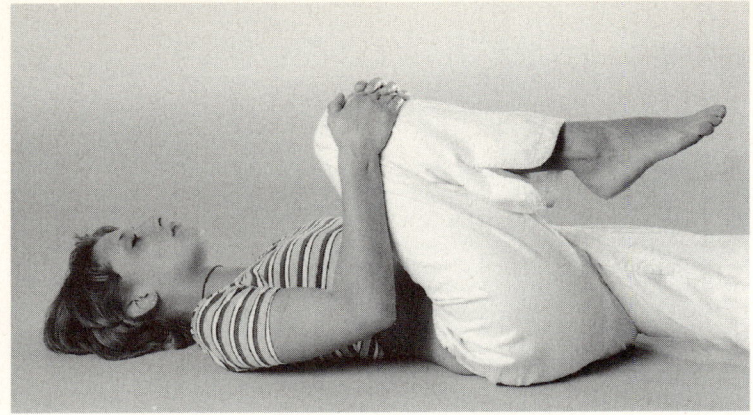

Abbildung 40

indem Sie sich mit Ihrem Handballen bis zum Rippenbereich hinaufarbeiten, oberhalb des Bauchnabels nach rechts und vom rechten oberen Rippenbereich nach unten bewegen.

Führen Sie den großen Kreis bis zum Ausgangspunkt weiter. Dort angekommen, führen Sie die Technik nochmals in einem kleineren und schließlich in einem noch kleineren Kreis um den Bauchnabel herum aus, wobei Sie den Druck an jeder Stelle dreimal zunehmen und dreimal abnehmen lassen.

Hinweis: Beachten Sie, daß der Druck um so sanfter werden sollte, je weiter Sie nach innen kommen. Wenn Ihr Handballen am Bauchnabel angekommen ist, so üben Sie dort keinen Druck mehr aus, sondern lassen den Handballen einige Sekunden weich dort liegen.

7. Dehnung

Zur Entspannung führen Sie als nächstes eine leichte Dehnung aus. Legen Sie dazu zunächst beide Beine ausgestreckt auf den Boden. Winkeln Sie dann Ihr rechtes Bein an, ziehen Sie es in Richtung Brust, und umfassen Sie es mit ineinander verschränkten Händen am Knie.

Spüren Sie die leichte Dehnung im Oberschenkelbereich.

Mit der nächsten Ausatmung ziehen Sie das Knie dann *leicht* in Richtung Brust, wobei der Kopf auf dem Boden liegenbleibt.

Halten Sie die Dehnung mindestens 15 Sekunden lang. Lösen Sie die Stellung anschließend auf, lassen Sie das Bein am Boden entspannt nach vorn gleiten, und wiederholen Sie die Übung auch mit dem anderen Bein.

Hinweis: Gehen Sie keinesfalls über Ihre persönliche Dehngrenze hinaus – die Dehnung sollte keine Schmerzen, sondern höchstens ein leichtes Ziehen bewirken.

8. Die Punkte der Lebensquelle

Nachdem Sie die Dehnungen ausgeführt haben, werden Sie nun einige wichtige energetische Punkte im Bauch stimulieren. Diese Selbstbehandlungstechnik entspricht der 8. Stufe der Bauchmassage am Partner. Das heißt, Sie werden jetzt die elf Tsubos, die Sie in Abbildung 3 (s. S. 43) finden können, stimulieren.

Die Technik, mit der Sie diese Punkte stimulieren, ist die Drei-Finger-Technik, die nicht nur mit leichtem Druck, sondern zusätzlich mit einer sanften Vibration arbeitet.

Sie werden im folgenden jeden der elf Punkte mit der Drei-Finger-Technik behandeln – wobei Sie jeden Punkt mit den zusammengelegten Fingerkuppen von Zeige-, Mittel- und Ringfinger nur einmal sanft einwärts drücken und dabei sanft vibrieren werden.

Passen Sie den Druck, den Sie ausüben, der Empfindlichkeit der jeweiligen Punkte beziehungsweise Tsubos an. Sie halten bei der Selbstbehandlung die gleiche Reihenfolge wie bei der Bauchmassage des Partners ein.

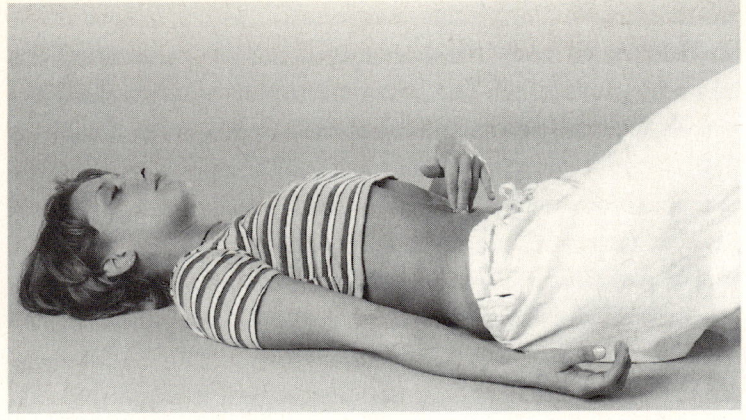

Abbildung 41

Behandeln Sie also zunächst den Punkt, der von Ihnen aus gesehen links neben dem Bauchnabel liegt, den MA (Magen-meridian) 25.

Nachdem Sie die Drei-Finger-Technik dort einmal ausgeführt haben, wiederholen Sie sie auch auf der anderen Seite des Bauchnabels in derselben Höhe.

Behandeln Sie anschließend den Punkt MA 27, der etwa drei Fingerbreit senkrecht unter MA 25 liegt, und wiederholen Sie diese Technik auch diesmal zunächst links, dann rechts.

Stimulieren Sie dann von unten ausgehend die Punkte KG 4, KG 6 und KG 27 (Konzeptionsgefäß), die in jeweils einem Fingerbreit Abstand senkrecht unter dem Bauchnabel liegen. Diese Punkte liegen auf einer senkrechten Linie, die durch die Körpermitte verläuft (s. auch Abb. 2, S. 42).

Wenn Sie diese Linie in der Vorstellung weiter nach oben ziehen, so liegen dort die Punkte KG 10 in der Magenmitte und KG 12 direkt unterhalb des Brustbeines, die Sie nun sehr vorsichtig massieren.

Abschließend wenden Sie die Drei-Finger-Technik noch einmal an, um auf beiden Seiten des Körpers den Punkt LE 13 (Lebermeridian) anzuregen, ein Punkt, der auf beiden Körperseiten am untersten Rand des Brustkorbs liegt.

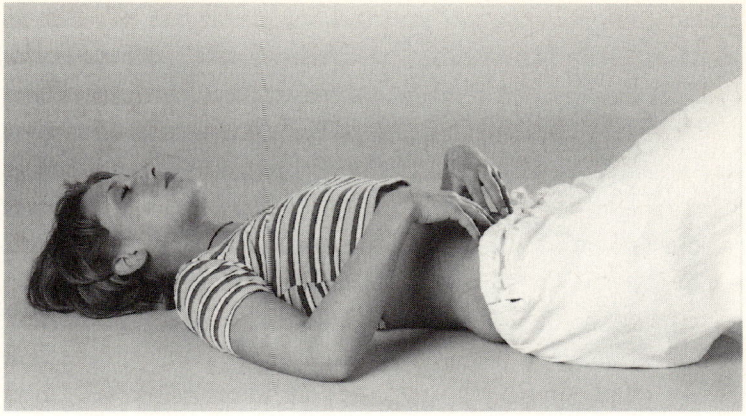

Abbildung 42

9. Das Verteilen der Energie

Nachdem Sie die wichtigsten Tsubos im Bauchbereich mit der Drei-Finger-Technik stimuliert haben, werden Sie die Lebensenergie, die Sie durch die Behandlung angeregt haben, nunmehr im ganzen Bauchraum verteilen und zum Fließen bringen.

Legen Sie dazu die Fingerspitzen Ihrer beiden Hände rechts und links neben den Bauchnabel in die Mitte des Bauches, und lassen Sie Ihre Fingerspitzen, ohne Druck auszuüben, sanft vibrieren. Bleiben Sie mit den Händen möglichst entspannt, und lassen Sie Ihre Finger mindestens 30 Sekunden lang locker vibrieren.

Wiederholen Sie diese Technik anschließend einmal im oberen und zum Schluß im unteren Bauchbereich.

Nachdem Sie die Energie im Bauch verteilt haben, stimulieren Sie abschließend noch den Tan-Tien-Punkt, in dem die vitalen Kräfte konzentriert sind. Dabei können Sie nach Wunsch einige Tropfen Öl oder Lotion auf die Haut unter dem Bauchnabel träufeln, um die kreisende Massage zu erleichtern.

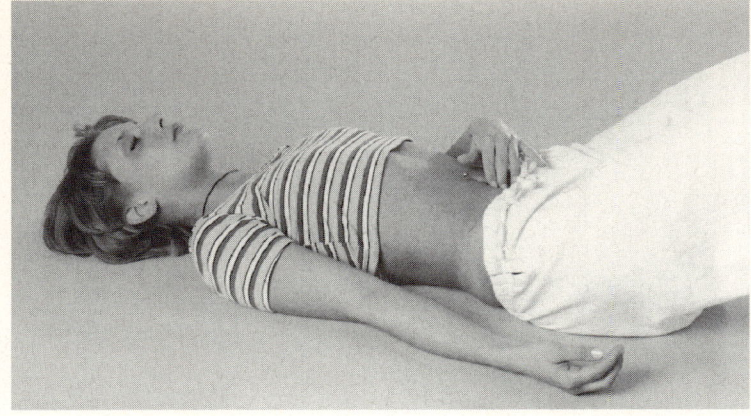

Abbildung 43

Legen Sie den Zeige- und Mittelfinger Ihrer behandelnden
Hand zusammen, und führen Sie mit den flachen Fingern zwei
Fingerbreit unterhalb des Bauchnabels kleine, sanfte Kreisbewegungen im Uhrzeigersinn aus. Beginnen Sie das Kreisen sehr
langsam, und lassen Sie es dann allmählich etwas schneller
werden. Ziehen Sie insgesamt 36 kleinere Kreise im Uhrzeigersinn, wobei Sie das Tempo gegen Ende verlangsamen, bis
Sie wieder sehr ruhig über dem Tan-Tien-Punkt kreisen.

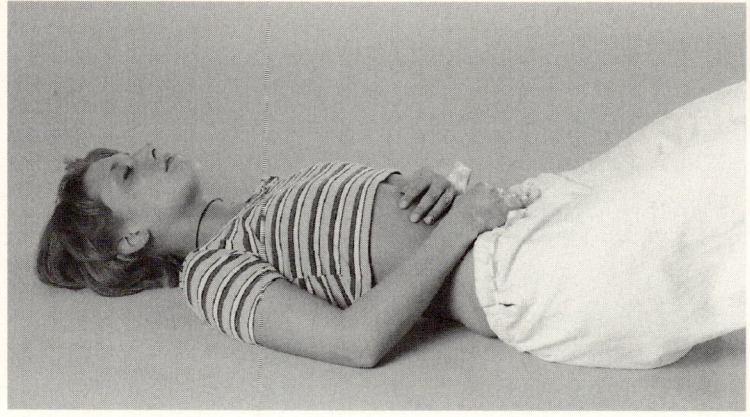

Abbildung 44

10. Abschied nehmen

Um die Selbstbehandlung zu beenden, legen Sie Ihre beiden Handflächen weich auf Ihren Bauch – so wie Sie es bereits bei der 1. Stufe der Selbstbehandlung «Kontakt aufnehmen» getan haben.

Schließen Sie die Augen, entspannen Sie sich, atmen Sie ruhig und tief in den Bauch, und versuchen Sie, die Atembewegung mit Ihren Händen zu erspüren.

Spüren Sie den Wirkungen der Bauchmassage nach. Hat sich etwas verändert? Fühlt sich Ihr Bauch wärmer und belebter an? Können Sie den Bauch als Zentrum Ihres Körpers erleben? Genießen Sie die Entspannung und die Wärme, und beenden Sie die Selbstbehandlung dann, indem Sie sich strecken, die Augen öffnen und sich wieder Ihrer Umgebung zuwenden.

Die tägliche kleine Bauchmassage

Natürlich wäre es wunderbar, wenn Sie sich regelmäßig – am besten täglich – die Zeit für eine komplette Selbstbehandlung nehmen würden. Ebenso schön wäre es, wenn Ihnen ein Partner «zur freien Verfügung» stünde, der Sie täglich oder zumindest zwei- bis dreimal die Woche behandeln könnte. Doch in der Regel wird dies wohl nicht der Fall sein.

Deshalb lernen Sie im folgenden einige Möglichkeiten kennen, wie Sie sich dennoch regelmäßig Ihrer eigenen Mitte zuwenden können, sich ein wenig massieren, zentrieren und dadurch zu mehr Ruhe und Ausgeglichenheit finden können.

Bedenken Sie, daß der Bauch derart in Vergessenheit geraten ist, daß er sich bereits über eine kurze Zuwendung freuen wird, vor allem, wenn diese einigermaßen regelmäßig erfolgt. Oft genügen schon wenige Minuten, um dem ganzen Körper neue Energie zu schenken und das Wohlbefinden deutlich zu erhöhen. Sie werden sich wundern, wie sehr eine kurze Massage des Bauchbereichs helfen wird, nach einem langen, vielleicht unerfreulichen Arbeitstag Streß und negative Gefühle abzubauen.

Doch wie können Sie eine kleine Bauchmassage im Alltag einbauen?

Nun – das ist sehr einfach, und es gibt viele Möglichkeiten, von denen Ihnen jetzt die eine oder andere vorgestellt wird.

Beim Duschen

Die Dusche ist durchaus ein geeigneter Ort für eine kurze Bauchmassage.

Zum einen können Sie eine Bauchmassage in Ihr Duschprogramm einbauen, indem Sie sich Ihren Bauch mit großen Kreisen um den Bauchnabel kräftig einseifen. Dies ist im Grunde eine Variante der Technik der «36 Kreise», die ja auch mit der Handfläche ausgeführt wird. Ziehen Sie also 36 Kreise im Uhrzeigersinn um den Bauchnabel.

Wollen Sie die Massage noch etwas intensivieren, so benützen Sie statt der Handfläche einen Luffa-Schwamm. Kreisen Sie dann

36mal mit dem etwas rauhen, mit Wasser und Seife angefeuchteten Schwamm um Ihren Bauchnabel herum. Dadurch wird die Durchblutung gesteigert, wodurch diese Massage auch sehr gut dazu geeignet ist, Cellulitis entgegenzuwirken, die Haut und das Gewebe zu straffen und Giftstoffe abzutransportieren.

Nach dem Duschen

Eine weitere Möglichkeit der Bauchmassage bietet sich nach dem Duschen oder Baden an. Wenn Sie Ihren Körper mit Öl, Hautcreme oder einfach einer feuchtigkeitsspendenden Lotion einreiben, so konzentrieren Sie sich auf Ihren Bauchbereich. Führen Sie kreisende Bewegungen aus, und massieren Sie dabei Ihren Bauch von links nach rechts und von oben nach unten.

Wenn Sie möchten, können Sie den Bauch dabei so richtig durchkneten. Sie werden bemerken, wie dies die Durchblutung steigert, und wenn Ihr Bauch anschließend leicht gerötet ist, so ist dies ein Zeichen dafür, daß Ihre Massage erfolgreich war.

Beim Sonnenbaden

Da es inzwischen üblich sein dürfte, sich vor dem Sonnenbad mit Sonnenmilch einzureiben, bietet sich auch hier eine Gelegenheit für eine kurze Bauchmassage, indem Sie Ihren Bauch wiederum mit kreisenden und streichenden Bewegungen durchmassieren.

Im Winter

Leider kann man in diesen Breiten vom Sonnenbad oft nur träumen, denn sehr viel häufiger ist es mehr oder weniger bitterkalt. In den langen Wintermonaten werden viele dann auch von Erkältungen geplagt, da der ausgekühlte Körper sich kaum noch gegen die herumschwirrenden Viren wehren kann.

Es gibt einige sehr einfache Möglichkeiten, sich wieder aufzuwärmen, wenn man das Gefühl hat, etwas Wärme zu benötigen.

Dazu gehört nicht nur der heiße Tee oder die heiße Badewanne, sondern auch die Bauchmassage!

Durch die Massage der Körpermitte und die gesteigerte Durchblutung in diesem Bereich kann der gesamte Körper aufgewärmt werden. Die Zen-Mönche, die im auch nicht gerade erfreulichen japanischen Klima leben, wissen dies schon seit langem, und so scheuen sie sich nicht, eine traditionelle Form der Bauchmassage auszuführen, bei der sie ihren Tan-Tien, das Zentrum der Lebens-

energie, mit kreisförmigen Bewegungen reiben.

Auch im Qi Gong, der chinesischen Atem- und Bewegungsthe-rapie, sind derartige Techniken bekannt. Was sollte Sie also daran hindern, eine kräftige Bauchmassage durchzuführen, wenn Sie nach einem unliebsamen Aufenthalt in der Kälte oder beispielsweise auf-grund eines niedrigen Blutdrucks durchgefroren sind?

Reiben Sie in diesem Fall kräftig den Bereich unterhalb Ihres Bauchnabels mit der Handfläche. Beschreiben Sie dazu zunächst 36 Kreise im Uhrzeigersinn, anschließend ebenso viele gegen den Uhrzeigersinn.

Abschließend sollten Sie auch Ihre Fußsohlen warm reiben, da sie ebenso wie der Bauch reflektorisch mit dem gesamten Körper verbunden sind, so daß eine gute Durchblutung von Bauch und Füßen den Fluß der Lebensenergie und damit auch die Wärme im Körper steigert.

Diese Form der Massage können Sie auch durch die Kleidung ausführen, so daß Sie die Bauchmassage leicht in den Alltag ein-bauen können.

Bei Streß und Schlaflosigkeit

Da der Bauch eng mit dem Gefühlsleben zusammenhängt, kann eine Form der «Bauchmassage» auch dazu eingesetzt werden, sich wieder in Harmonie zu bringen. Dabei geht es eigentlich weniger um eine Massage, da hierzu nur beide Handflächen auf den Bauch gelegt werden müssen.

Die Technik, die in der Bauchmassage wie auch bei der Selbstbe-handlung unter der Überschrift «Kontakt aufnehmen» beschrieben wurde, ist auch für sich genommen eine gute Übung, um die Ner-ven zu beruhigen. Nehmen Sie sich daher zwischendurch immer wieder einmal ein paar Minuten Zeit, um Ihren Bauch wirklich zu spüren. Legen Sie Ihre Hände auf die Körpermitte, und versuchen Sie, Ihre Gedanken zur Ruhe kommen zu lassen.

Dies gelingt erfahrungsgemäß besonders leicht, indem Sie Ihre Atembewegung im Bauchraum beobachten. Erspüren Sie mit Ihren Händen das leichte Dehnen und Lösen, wenn der Atem ein- und dann wieder ausströmt.

Konzentrieren Sie sich vollkommen auf die Körperempfindung, auf die Qualität der Berührung und auf den Kontakt, den Sie zu Ihrem Bauch und zu Ihrem Atem haben. Sie werden sehen, wie schnell sich auch Ihre Gedanken beruhigen und wie eine Welle des Friedens durch Ihr Gemüt zieht, wenn Sie sich auf Ihr Zentrum konzentrieren und sich der Quelle Ihrer Lebensenergie, der Kraft, die tief in Ihrem Inneren darauf wartet, geweckt zu werden, zuwenden.

Die sanfte Darmreinigung

Der Darm und unsere Gesundheit

Die Bauchmassage ist eine hervorragende Möglichkeit, etwas für die Gesundheit zu tun, Krankheiten vorzubeugen und das Wohlbefinden zu erhöhen. Tatsächlich hängt der Zustand des «Bauches» sehr eng mit dem allgemeinen Gesundheitszustand zusammen, weshalb die Bauchmassage auch nicht nur bei Baucherkrankungen, sondern bei nahezu allen Beschwerden hilfreich ist. Insbesondere ist es aber auch der Zustand des Darms, der darüber entscheidet, ob eine Person bei bester Gesundheit und voller Energie ist oder ob das körperliche Gleichgewicht vielleicht bereits ins Wanken geraten ist.

Schon in den Anfangskapiteln wurde über die Bedeutung einer guten Verdauung gesprochen. Nur wenn die Verdauung gut funktioniert, ist gewährleistet, daß die Nahrungsmittel, die man täglich zu sich nimmt, auch wirklich optimal verwertet werden, daß aber gleichzeitig auch die Entgiftung optimal funktioniert. Wie wichtig die Verbesserung der Darmfunktion auch für die Heilung zahlreicher Erkrankungen ist, hat die Naturheilkunde längst erkannt, und so ist die Darmreinigung im Krankheitsfall oft ein wichtiger Bestandteil einer ganzheitlichen, naturheilkundlichen Behandlung.

Einer der ersten, der auf die Bedeutung der Darmreinigung hingewiesen und sogar eine Methode der Darmreinigung entwickelt hat, war der österreichische Arzt Dr. Franz Xaver Mayr (1875–1965). Mayr bezeichnete die Verdauungsorgane als das Wurzelsystem des Menschen. Ebenso wie der ganze Baum erkrankt, wenn die Wurzel angegriffen ist, so erkrankt auch der ganze Mensch, wenn sein Darm nicht mehr ordnungsgemäß funktioniert.

Der Körper kann die Energie aus der Nahrung nur mit Hilfe des Darms in Lebensenergie umwandeln. Über die Darmschleimhaut gelangen die gefilterten Stoffe in den Blutstrom und das Lymphsystem und erreichen schließlich die Zellen, die die Energie aus der Nahrung für ihre Tätigkeit benötigen.

Das Hauptmerkmal eines gesunden Darms ist eine harmonische Darmflora. Als Darmflora bezeichnet man das Innenleben des Darms. Die Darmschleimhaut ist von zahlreichen unterschiedlichen Bakterien besiedelt, die miteinander im Gleichgewicht sein müssen. Nur eine intakte Darmflora gewährleistet, daß der Darm seine Abbauarbeit und Entgiftung reibungslos ausführen kann. Durch die Nahrung gelangen ja leider nicht nur lebensnotwendige, sondern auch viele schädliche Stoffe und Substanzen in den Körper. Dazu gehören beispielsweise Bakterien, Pilze und Viren, aber auch zahlreiche Umweltgifte. Solange der Darm gesund und die Darmflora in ihrem natürlichen Gleichgewicht ist, fällt es der «Entgiftungsstation» relativ leicht, den Menschen vor Angriffen von außen – übrigens auch in Form unterschiedlicher Allergene, also allergieauslösender Stoffe, die dem Menschen ja heute zunehmend zu schaffen machen – zu schützen.

Funktioniert die Entgiftung über den Darm aus unterschiedlichen Gründen jedoch nicht mehr optimal, so wird der Körper zunächst versuchen, Giftstoffe vermehrt über die Lungen, die Haut oder die Nieren abzugeben. Erst wenn die Ausscheidung von Giften auch auf diesen Ebenen versagt, kann es zu ernsthaften Stoffwechselstörungen und zahlreichen Erkrankungen kommen, die dann zunächst vielleicht gar nicht mit einem kranken Darm in Verbindung gebracht werden. Zu diesen Erkrankungen gehören beispielsweise rheumatische Erkrankungen, Hautausschläge, Allergien usw.

Wenn der Darm die wichtigen Aufgaben für die Entgiftung und die Aufrechterhaltung des körpereigenen Immunsystems nicht mehr optimal verrichten kann, kann es nicht nur zu körperlichen Erkrankungen und Beschwerden wie Kopfschmerzen, Gliederschmerzen und Infektionen aller Art kommen, sondern es können auch Beschwerden im psychisch-mentalen Bereich in Form von Unruhe, Müdigkeit, Abgeschlagenheit und Konzentrationsmangel auftreten.

Dennoch sollte nun nicht der Fehler begangen werden, sämtliche

Erkrankungen, Beschwerden und Wehwehchen einzig auf die Selbstvergiftung, die die Folge eines kranken Darms ist, zurückzuführen. Es gibt nämlich auch zahlreiche körperliche Beschwerden, die durchaus nicht mit dem Darm zusammenhängen, sondern ganz andere Ursachen, wie beispielsweise Infektionen, haben. Ebenso werden auch Müdigkeit oder Erschöpfungszustände natürlich nicht immer mit einem geschädigten Darm, sondern durchaus auch mit einer psychischen Überbelastung im Beruf oder im Alltag zusammenhängen. So sollte jeder sich davor hüten, der mitunter in «Naturheilkreisen» verbreiteten Ansicht zum Opfer zu fallen, daß bei jedem Unwohlsein der ganze Darm – ja schlimmer noch, der gesamte Körper – «vergiftet» und «verschlackt» sein könnte.

Statt dessen sollte mehr Vertrauen in die Weisheit des Körpers gesetzt werden, denn der Körper «weiß» durchaus, was er tut. Und so wird der Darm eher davon profitieren, wenn Sie durch die Techniken der Bauchmassage und die «Übungen der Mitte» beginnen, den Kontakt zu Ihrem Bauch und damit zu Ihrem Körper wiederherzustellen. Indem Sie auf diese Weise den ersten Schritt tun, um sich selbst wieder besser zu spüren und ein Gefühl für Ihr vitales Zentrum zu bekommen, werden Sie Ihren Darm sicher nicht mehr dadurch schädigen, daß Sie sich falsch ernähren und Ihr Verdauungssystem permanent mit ungünstiger Nahrung überfordern.

Wenn Sie jedoch das Gefühl haben, noch mehr für die Erhaltung Ihrer Gesundheit oder für die Unterstützung Ihres Heilungsprozesses tun zu müssen, so stellt die sanfte Darmreinigung eine ungefährliche und effektive Möglichkeit dar, die «Arbeit am Bauch» zu ergänzen und den Körper zu entgiften.

Warum der Darm erkrankt
Der Organismus verfügt über erstaunliche Selbsterhaltungsmechanismen, und der «innere Arzt» sorgt ununterbrochen dafür, daß der Mensch sein gesundheitliches Gleichgewicht nicht verliert und trotz zahlreicher «Angriffe von außen» überlebt und sich dabei im großen und ganzen auch noch einigermaßen wohl fühlen kann. Wenn an dieser Stelle von Darmreinigung gesprochen wird, so muß man sich natürlich fragen, warum diese Art der Reinigung

überhaupt nötig ist. Der Körper erledigt seine Aufräumarbeiten normalerweise schließlich ganz gut von selbst. Ebensowenig, wie man sich dazu zwingen muß, beim Ein- und Ausatmen aktiv mitzuwirken, ist es notwendig, bei der Verdauung und Ausscheidung «mitzuhelfen». Dies gilt zumindest so lange, wie sich der einzelne von einer natürlichen und vernünftigen Lebensweise nicht allzuweit entfernt hat und noch auf die natürlichen Bedürfnisse seines Körpers hören kann.

Wie inzwischen weithin bekannt sein dürfte, haben sich viele durch Zivilisationseinflüsse jedoch leider weit von ihrem natürlichen Gleichgewicht entfernt. Unter dem Einfluß einer zunehmenden Zivilisation und Industrialisierung haben sich die Ernährungsgewohnheiten in den letzten Jahrzehnten extrem verändert. Denaturierte Kost wie Auszugsmehle in Form von Weißbrot, Gebäck und Kuchen, weißer, also polierter Reis, Konservenkost, Lebensmittelzusätze wie Konservierungs- und Farbstoffe, aber auch ein stark angestiegener Fleisch- und Eiweißkonsum haben dazu geführt, daß der Körper und vor allem der Darm starken Belastungen ausgesetzt ist.

Der weitverbreitete Genuß von Weißmehlprodukten und Zucker in Form von allerlei Süßigkeiten usw. führt dazu, daß bei der Verdauung vermehrt Gärprodukte wie Säuren oder Alkohole entstehen, die den Organismus ebenso belasten, wie die giftigen Fäulnisstoffe, die sich durch eine vermehrte Aufnahme eiweißreicher Nahrungsmittel wie Fleisch, Eier oder Fisch entwickeln.

Nimmt man noch den weithin herrschenden Bewegungsmangel durch sitzende Tätigkeiten und die psychischen Belastungen einer an Leistung und Funktionalität orientierten Gesellschaft in Form von Streß hinzu, so darf es nicht verwundern, wenn der Mensch an Körper und Seele erkrankt und wenn darunter nicht zuletzt auch der Darm leidet.

Obwohl die chinesische Medizin den Bauch schon lange vor Dr. Mayr, nämlich vor mehr als 4000 Jahren, als Mittelpunkt des Menschen angesehen hat und es darum auch hieß, daß «hundert Krankheiten hier ihre Wurzeln haben», hätte sich manch ein chinesischer Heiler des Altertums über eine Darmreinigungskur nach Dr. Mayr, bei der es unter anderem darum geht, möglichst lange auf alten Semmeln herumzukauen, sicher köstlich amüsiert. Dennoch – so kurios die heute wieder sehr populär gewordene Mayr-Kur dem neutralen Beobachter auch erscheinen mag, so sind Mayrs Ideen doch vor allem in dem Punkt zutreffend, daß die zivilisierten Lebensgewohnheiten und vor allem die falschen Ernährungsgewohnheiten dem Menschen und damit auch seinem Darm arg zugesetzt haben, und daß jeder etwas unternehmen muß, wolle er nicht Opfer dieser Fehlentscheidung werden.

Signale, die auf einen kranken Darm deuten

Fatalerweise ist es relativ schwierig herauszufinden, ob der Darm bereits erkrankt ist oder ob er seine Funktionen noch optimal ausführen kann. Während sich einerseits schleichende Darmleiden zunächst oft über viele Jahre überhaupt nicht bemerkbar machen, sind akute Darminfektionen meist die natürliche Folge von Virusinfektionen oder Lebensmittelvergiftungen, und selbst ein gesunder Darm wird bei solchen Erkrankungen mit den entsprechenden Symptomen reagieren. Leider «spürt» man seinen Darm normalerweise nicht leicht, und so gilt es zu lernen, bestimmte Signale wahrzunehmen, die auf Darmstörungen hinweisen könnten, *bevor* es zu einer ernsten Darmerkrankung, die lebensbedrohend werden kann, kommt.

Es soll nun ein Blick auf einige verbreitete Signale geworfen werden, die darauf hinweisen können, daß es zu ersten krankhaften Prozessen im Bereich der Verdauungsorgane gekommen ist. Zu bedenken ist dabei jedoch, daß viele «Baucherkrankungen» auch mit seelischen Fehlhaltungen, mit Ängsten, Streß usw. zusammenhängen können. Im Kapitel «Was der Bauch uns sagen will» wird in diesem Zusammenhang noch genau auf die «Sprache des Bauches» und die Interpretation verschiedener Erkrankungen eingegangen werden. Gerade Bauchbeschwerden deuten nämlich sehr oft darauf hin, daß der Kontakt zur Mitte verlorengegangen ist, und deshalb ist es auch so wichtig, den Bauch ganzheitlich zu betrachten und zu hinterfragen, wie die jeweiligen Symptome zu deuten sind.

Während aber auf diese Zusammenhänge wie gesagt noch eingegangen wird, erfolgt an dieser Stelle zunächst eine Konzentration auf die Warnhinweise, die darauf hindeuten können, daß bereits eine Schwächung oder Schädigung des Darms vorliegt.

Verstopfung

Die Stuhlverstopfung gehört sicherlich zu den häufigsten Verdauungsbeschwerden. Gerade bei chronischen Formen der Darmträgheit sollten die Ernährungsweise überprüft und untersucht werden, ob vielleicht auch Bewegungsmangel und seelische Faktoren die Unfähigkeit zu regelmäßigem, am besten täglichem Stuhlgang behindern.

Während eine kurzzeitige, akute Verstopfung nicht gleich beunruhigen sollte, sind gerade länger andauernde oder immer wiederkehrende Verstopfungen oft ein Zeichen dafür, daß der Darm überfordert ist und daß es Zeit wird, wieder mehr Bewegung in den Darm hineinzubringen, was beispielsweise durch die sanfte Darmreinigung und natürlich auch durch die Bauchmassagen bewirkt werden kann.

Eine Stuhlverstopfung sollte darüber hinaus nur in Notfällen mit Abführmitteln behandelt werden, da diese Mittel nicht nur unangenehme Nebenwirkung haben können, sondern auch dazu beitragen, daß die Eigenaktivität des Darms noch weiter unterdrückt wird, wodurch die natürliche Fähigkeit zur Ausscheidung mit der Zeit immer weiter abnimmt.

Durchfall

Auch beim Durchfall gilt, daß Infektionen und Lebensmittelvergiftungen sowie klimatische Umstellungen durch Fernreisen usw. durchaus einmal zu Durchfallerkrankungen führen können, ohne daß dies gleich ein Zeichen für einen angegriffenen Darm sein muß. Sobald Durchfälle aber häufiger auftreten oder lange andauern, kann dies durchaus auf Störungen innerhalb der Darmflora oder auf krankhafte Prozesse deuten, so daß es dann auch nötig wird, die Ursachen vom Arzt erforschen zu lassen.

Durchfall ist oft eine Begleiterscheinung von Darminfektionen, für die nicht nur Bakterien und Viren, sondern auch schon einmal

Allergien oder Stoffwechselstörungen verantwortlich sein können. Bei Durchfallerkrankungen können durch den dabei auftretenden Flüssigkeits- und Elektrolytverlust zuweilen auch starke Kreislaufbelastungen auftreten. Deshalb ist es wichtig, daß diejenigen, die unter Durchfall leiden, genug Flüssigkeit zu sich nehmen.

Stuhlbeschaffenheit

Auf der Suche nach möglichen Signalen, die auf einen angegriffenen oder belasteten Darm beziehungsweise auf sich entwickelnde oder bestehende Darmerkrankungen hinweisen können, sollte man sich nicht scheuen, den Stuhl regelmäßig zu untersuchen.

Neben regelmäßigem Stuhlgang ist darauf zu achten, daß ein gesunder Stuhl eine glatte, regelmäßige Oberfläche aufweist, von hellbrauner bis mittelbrauner Farbe ist, weder zu hart noch zu weich ist, so daß der Kot nur wenig Spuren auf dem Toilettenpapier hinterläßt.

Besonders bei mehrmaligem Auftreten von sehr weichem, flüssigem oder schleimigem Stuhl, bei sehr dunklem Stuhl, bei Blutspuren im Stuhl oder auch bei auffällig unangenehmem Geruch sollte der Arzt aufgesucht werden, um herauszufinden, wo die Ursachen für diese Abweichungen von der normalen Stuhlbeschaffenheit liegen können.

Schmerzen

Natürlich können auch Bauch- oder Magenschmerzen signalisieren, daß die Verdauungsorgane aus dem Gleichgewicht gekommen sind, daß Magen oder Darm bereits angegriffen oder erkrankt sind und daß die Verdauung und Entgiftung möglicherweise nicht mehr optimal funktioniert.

In den meisten Fällen werden die Ursachen für die Bauchschmerzen relativ harmlos sein. So können Blähungen beispielsweise dazu führen, daß es zu einer Dehnung der Darminnenwand kommt, wodurch Bauchschmerzen auftreten. Auch Krämpfe der Darmmuskulatur kommen, ebenso wie zahlreiche seelische Faktoren, in Frage.

Natürlich sollte bei heftigen oder regelmäßig wiederkehrenden

Bauchschmerzen nach den genauen Ursachen geforscht werden, was oft viel Geduld erfordert. Hier sind die Ärzte oftmals vor Rätsel gestellt, da Bauchschmerzen ja nicht nur auf Infektionen und Entzündungen, auf Blinddarmreizungen, Verdauungsbeschwerden und Magen- und Darmerkrankungen, sondern bei Frauen auch auf Gebärmutter- und Eierstockbeschwerden, Menstruationsbeschwerden usw. hindeuten können – von seelischen Ursachen ganz zu schweigen. Gerade deshalb ist es aber auch wichtig, die genauen Ursachen zu erforschen und herauszufinden, ob die Bauchschmerzen ein Signal des Darms sind oder ob sie ganz andere Ursachen haben.

Neben den genannten Anzeichen gibt es noch weitere Signale, die darauf hinweisen können, daß das innere «Bauchgleichgewicht» gestört ist und daß es Zeit wird, durch die Kombination aus einer sanften Darmreinigung, einer Ernährungsumstellung und natürlich auch durch die beschriebenen Massagetechniken und Übungen etwas zu unternehmen, dieses Gleichgewicht möglichst bald wieder herzustellen.

Zu diesen Signalen zählen insbesondere *Sodbrennen* und *Blähungen*, die ebenfalls um so ernster zu nehmen sind, je häufiger sie auftreten. Ferner können auch *Hämorrhoiden* und *Analfissuren*, wie auch allgemeine Spannungsgefühle im Bauch beziehungsweise der Bauchdecke signalisieren, daß der Darm oder die Verdauung nicht mehr optimal funktioniert. Bedenken sollte man auch, daß man sich nach dem Essen normalerweise nicht müde und erschöpft fühlen sollte, denn auch dies kann ein Zeichen für eine falsche Ernährung und ein bereits angeschlagenes Verdauungssystem sein.

Durch die bewußte, vorsichtige Hinwendung zum eigenen Bauch wird erheblich dazu beigetragen, daß die gesamten Störungen immer seltener auftreten und mit der Zeit ganz verschwinden. Im folgenden Abschnitt werden Ihnen Möglichkeiten gezeigt, die Harmonisierung Ihres Bauches auch durch die Ernährung zu unterstützen, was die Bauchmassage einerseits ergänzt, zugleich aber auch eine kleine «Abkürzung» auf dem Weg zu einer vitalen, gesunden Körpermitte darstellt.

Allgemeine Tips
für einen gesunden Darm

Wie erwähnt wurde, ist es vor allem einigen weitverbreiteten, ungünstigen Ernährungsgewohnheiten zu «verdanken», daß der Darm überlastet wird und er in der Folge erkrankt. Ihnen wird deshalb in Form einiger kurzer Tips ein Weg gezeigt, wie Sie diese Fehler vermeiden und wie Sie bereits sehr viel für die Gesundheit Ihres Darms und damit auch Ihres gesamten Körpers tun können.

- Essen Sie nicht zuviel. Es ist vor allem die Angewohnheit, zuviel Nahrung zu sich zu nehmen, die zu unnötigen Belastungen der Verdauungsorgane führt. Wie bei allen Gewohnheiten, so ist es auch bei dieser nicht ganz einfach, sie von heute auf morgen über Bord zu werfen. Indem Sie sich jedoch auf Ihr Essen konzentrieren und indem Sie die Nahrung gründlich kauen, werden Sie es ganz von selbst vermeiden, zuviel zu essen.

- Vermeiden Sie fettes Essen. Fett ist schwer zu verdauen. Vor allem der Genuß tierischer Fette, wie sie in fettem Fleisch, in Wurstwaren, aber auch in fetten Käsesorten, Schlagsahne usw. vorkommen, sollte soweit als möglich reduziert werden. Sie benötigen nur sehr geringe Mengen an Fett in Ihrer täglichen Nahrung, und diese Mengen sollten Sie möglichst durch hochwertige, kaltgepreßte Pflanzenöle, wie beispielsweise Olivenöl, abdecken und dies dann durch kleine Mengen an tierischem Fett in Form von Butter, etwas Fleisch usw. ergänzen.

- Essen Sie regelmäßig. Ihr Darm ist ein Gewohnheitswesen und liebt es, wenn Sie ihn mit drei bis vier Mahlzeiten am Tag «beschäftigen», wobei feste Essenszeiten besonders günstig sind. Vermeiden Sie es jedoch, zu spät am Abend zu essen, und gehen Sie möglichst nicht mit vollem Magen ins Bett, da Sie die natürlichen Rhythmen der Verdauung sonst durcheinanderbringen.

- Vermeiden Sie es, denaturierte Nahrung zu verspeisen. Dabei sind es vor allem Dosenkost und Süßigkeiten, aber auch Auszugsmehle, die dem Darm Probleme bereiten. Hier lautet die einfache Formel: mehr Frischkost, frisches Obst, Gemüse, Vollkornreis, Salate, Vollkornbrot, Nüsse usw. und weniger industriell verarbeitete Nahrungsmittel wie Konserven, Fertiggerichte, Weißbrot, Süßigkeiten in Form von Kuchen, Eis, Pralinen usw.

- Sorgen Sie dafür, daß Sie ausreichend Ballaststoffe zu sich nehmen, denn dadurch wird Ihr Darm regelmäßig auf eine ganz natürliche Art und Weise «gereinigt». Durch tägliche kleine Rohkostbeigaben, Salate, verschiedene Vollkornbrotsorten, Müsli, Trockenobst usw. können Sie viel tun, um Ihren Darm in Schwung zu halten.

- Einige Genußmittel können zu Störungen im Magen-Darmbereich führen. Doch es ist immer eine Frage der Dosierung, ab wann diese Mittel Schaden anrichten, und es ist für eine gesunde Lebensweise durchaus nicht erforderlich, diese Mittel nun gleich in Bausch und Bogen zu verdammen. Wenn Sie jedoch das Gefühl haben, daß Ihr Darm bereits geschädigt ist, sollten Sie mit Kaffee-, Nikotin- und Alkoholkonsum vorsichtig umgehen und diese Stoffe versuchsweise auch einmal für eine Zeitlang aus dem täglichen Speiseplan streichen.

- Vermeiden Sie Bewegungsmangel. Versuchen Sie, sich immer wieder einmal einige «Bewegungseinheiten» zu gönnen, indem Sie öfter aufs Fahrrad steigen, zu Fuß zum Einkaufen gehen, Treppensteigen statt Liftfahren, zum Schwimmen gehen usw. Sie brauchen nicht gleich zum Sportfanatiker zu werden, aber ein gewisses Maß an Bewegung muß einfach sein – nicht nur, weil Ihr Bauch sich darüber freut, sondern auch, weil Sie sich dann rundum wohler fühlen würden.

- Trinken Sie ausreichend. Ihr Darm kann nur dann optimal funktionieren, wenn Sie täglich etwa zwei Liter Flüssigkeit (zusätzlich zu der in der festen Nahrung enthaltenen Flüssigkeit) zu sich nehmen. Trinken Sie vor allem Mineralwasser, am besten ohne oder mit wenig Kohlensäure, Kräutertees, Gewürztees oder mit Wasser verdünnte Fruchtsäfte. Darüber hinaus können Sie natürlich auch getrost einmal ein Bierchen oder eine Tasse Schwarztee trinken. Bedenken Sie, daß es an heißen Tagen oder bei sportlicher Betätigung notwendig ist, noch mehr Flüssigkeit zu sich zu nehmen.

• Vergessen Sie die Bauchmassage nicht! Es ist ja nicht nur die Umstellung der Ernährung, sondern vor allem auch die tägliche Bauchmassage, die Ihnen hilft, den Kontakt zu Ihrer Mitte herzustellen und Ihr Gespür für die Bedürfnisse Ihres Körpers zu verfeinern. Sind Sie aber erst einmal mit Ihrem Körper verbunden und haben Sie gelernt, mit ihm statt gegen ihn zu leben, so werden Sie ganz von selbst damit aufhören, sich durch schädliche Gewohnheiten wie übermäßiges oder fettes Essen zu belasten. In diesem Moment werden Regeln wie die obenstehenden überflüssig, doch auf dem Weg dorthin können sie uns nichtsdestotrotz eine große Hilfe sein.

Mittel, die Wunder wirken

Es gibt einige Verhaltensweisen, vor allem aber auch einige Nahrungsmittel, die dem Darm nicht gerade guttun. Abgesehen von einer zu großen *Menge* an Nahrung ist es ja vor allem die Frage nach dem, *was* gegessen werden darf, die einen beschäftigen sollte.

Es sei noch einmal festzuhalten, daß erstens fettes Essen, zweitens Süßigkeiten und drittens häufiger Fleischgenuß den Darm stark belasten können. Während fette Speisen und Fleischgerichte schwer verdaulich sind, kann ein Übermaß an Zuckergenuß zu Pilzerkrankungen des Darms führen, die heutzutage immer mehr zum Problem werden. Auch Reizstoffe, wie sie im Kaffee und in hochprozentigen Alkoholika enthalten sind, können dazu beitragen, daß sich der Darm in seiner (Schleim-)Haut nicht besonders wohl fühlt.

Doch ebenso wie es ungünstige, schädigende Nahrungsmittel gibt, gibt es natürlich auch günstige und wohltuende. Inzwischen besteht kein Zweifel mehr daran, daß *basenüberschüssige* Nahrungs-mittel, also kalium- und natriumreiche Speisen wie Kartoffeln, Gemüse, Salate, das meiste Obst sowie Sahne und Wasser den Or-ganismus wesentlich weniger belasten, als *säurebildende* Nahrungs-mittel. Zu den Nahrungsmitteln, die den Organismus übersäuern, gehören vor allem Fleisch, Fisch, Käse, Alkohol, aber auch Zucker und Dosenkost. Leider ist die moderne, denaturierte Kost überwie-gend säurebildend, so daß nur durch die reichliche Aufnahme von basenüberschüssiger Nahrung ein gesundes Säuren-Basen-Gleich-gewicht erreicht werden kann, was wiederum die Voraussetzung dafür ist, daß weder der Mensch selbst noch der Darm einen Grund dafür haben, «sauer zu werden».

Wenn schon von «Wundermitteln» für den Darm gesprochen werden soll, so ist das beste und zugleich einfachste Wundermittel das *Wasser*. Besonders kohlensäurefreies Quellwasser, aber auch Lei-tungswasser (sofern die Qualität gut ist) helfen dem Darm bei sei-nen Verdauungs- und Entgiftungsfunktionen. Deshalb ist es auch so wichtig, daß immer genug Flüssigkeit in Form von Wasser aufge-nommen wird.

Obwohl heutzutage viele Menschen Bedenken gegenüber Milchprodukten haben, die sich in der Tat immer häufiger als All-ergieauslöser herausstellen, sind kleine Mengen an Milchprodukten für die Darmflora äußerst heilsam. Dies gilt jedoch weniger für Milch oder Käse als vielmehr für Sauermilchprodukte. Sicher sind Ihnen die hochgelobten Wirkungen der *rechtsdrehenden Milchsäure* aus der Werbung bekannt, und sieht man einmal davon ab, daß nicht alle der angepriesenen, oft mit Zucker und Zusatzmitteln ver-sehenen Produkte so gesund sind, wie es die Werbung weismachen will, so bleibt doch die Tatsache bestehen, daß Nahrungsmittel wie Buttermilch, Sauermilch oder Kefir durchaus sehr gesund sind. Diese Milchprodukte sind nicht nur fettarm und eiweißreich, son-dern sie wirken sich auch sehr positiv auf die Darmflora aus. Wenn Sie persönlich keine Bedenken gegen Milchprodukte haben, so tun Sie gut daran, zwei- bis dreimal in der Woche ein Glas Kefir oder Buttermilch zu trinken. Am besten wäre es natürlich, diese Pro-dukte im Naturkosthandel zu kaufen, da Sie dort mit einer sehr guten Qualität, d. h. mit relativ unbelasteten Produkten rechnen können.

Eine weitere, überaus darmfreundliche Substanz ist *Miso*, ein traditionelles Suppen- und Soßengewürz in der japanischen Küche. Miso ist eine durch Fermentation gewonnene Sojabohnen- und Getreidepaste, die mit Meersalz versetzt und über mindestens eineinhalb Jahre in Holzfässern gelagert wird, bis die gewünschte Reife erreicht ist. Miso enthält alle wichtigen Vitamine und Mineralstoffe, die benötigt werden, liefert ferner hochwertiges Eiweiß und gilt als optimaler Salzersatz. Durch die regelmäßige, am besten tägliche Aufnahme einer kleinen Menge Miso (die Tagesration liegt bei ½ bis höchstens 1 Teelöffel Miso) sind nicht nur positive Wirkungen für den Darm, sondern auch eine Verbesserung der Blutqualität durch eine Entgiftung des Organismus zu erwarten, weswegen Miso auch für die Darmreinigung verwendet wird.

Nicht nur aus dem Ayurveda, dem altindischen Gesundheitssystem, sondern auch aus diesem Kulturkreis ist bekannt, daß auch *Gewürze* über eine außerordentliche Heilwirkung verfügen. Während die Kräuterheilkunde heute wieder weit verbreitet ist, sind die zahlreichen Heilwirkungen der Gewürze in Vergessenheit geraten. Dies ist bedauerlich, da die Anwendung von Heilgewürzen überaus einfach ist, denn während man in der Kräuterheilkunde meist auf möglichst frische Kräuter angewiesen ist, lassen sich in den getrockneten Gewürzen konzentrierte Heilkräfte finden, die nicht zuletzt auch über die Psyche auf den Menschen einwirken. Einige Gewürze regen besonders die Speichelproduktion an und führen zu einer besseren Verwertung der Nahrung, indem sie die Produktion der Verdauungssäfte in Magen und Darm ankurbeln und gleichzeitig die überschüssige Magensäure neutralisieren. Der gesamte Verdauungsvorgang wird also durch Gewürze unterstützt, und das Verdauungssystem wird allmählich von Schlackstoffen befreit und entgiftet. Auch die Aufnahme von Vitaminen und anderen lebensnotwendigen Stoffen wird durch Gewürze in der Nahrung verbessert. Bei einer Darmreinigungskur werden Ihnen die für die Darmreinigung besonders günstigen Gewürzmischungen vorgestellt. Sowohl die innerliche als auch die äußerliche Anwendung der Gewürzheilkunde helfen bei der Entgiftung und Darmreinigung und unterstützen die Kur auf sanfte Weise.

Die Darmreinigungskur

Die klassische Methode, um den Körper von Schlacken und Giftstoffen zu befreien, ist das Fasten. Seit jeher gehört das Fasten zu den bekanntesten Naturheilmethoden der Menschheit. Heute ist das Fasten wieder sehr populär geworden, und viele Menschen führen mindestens einmal im Jahr eine Fastenkur durch. Während das Fasten in früheren Zeiten aber oft ein Mittel der Selbstdisziplin war und für religiöse Zwecke eingesetzt wurde, liegt die Betonung heute vielmehr auf den gesundheitlichen Aspekten.

Obwohl das Fasten heute nicht nur in Fastenkliniken, sondern oftmals auch zu Hause durchgeführt wird, sollte man nicht vergessen, daß besonders das Wasserfasten natürlich eine recht radikale Methode ist, um den Körper zu reinigen. Es stimmt zwar, daß der Körper im Krankheitsfalle instinktiv die Nahrung verweigert. Doch es ist natürlich etwas anderes, ob sich der Körper durch Fieber und Fasten gegen Bakterien und Viren zur Wehr setzt und aus dieser natürlichen Notwendigkeit heraus ohnehin keinen Bissen hinuntergebracht werden könnte, oder ob «vom Kopf her» entschieden wird zu fasten, obwohl eigentlich durchaus Appetit da ist.

Insbesondere bei so radikalen Fastenformen wie Wasser- oder Teefasten ist durchaus Vorsicht geboten. In Einzelfällen mag diese Form des Fastens notwendig sein, wobei das vom Arzt verordnete und unter ärztlicher Aufsicht durchgeführte Fasten sehr viel sinnvoller und unbedenklicher ist, als das von vielen Menschen durchgeführte «Fasten auf eigene Faust». Nicht umsonst sollten kreislauflabile, an chronischen Krankheiten leidende, aber auch ältere Menschen und psychisch belastete Patienten mit dem Fasten sehr vorsichtig sein, denn beim Wasserfasten kommt es zu einer relativ forcierten Entschlackung, die nicht ohne Belastung für den Organismus vonstatten geht.

Die im folgenden beschriebene Darmreinigungskur ist eine sehr sanfte Form des Fastens, besser gesagt handelt es sich weniger um eine Fastenkur als vielmehr um eine Schondiät für den Darm und die übrigen Verdauungsorgane. Gerade wenn die Ernährung nicht optimal ist, wird der Darm im Laufe der Jahre an einer gewissen Überforderung und Erschöpfung leiden. Neben der Bauchmassage kann durch eine regelmäßige Schonung des Darms in Form der beschriebenen Kur viel zu seiner Erholung und Stärkung beigetragen werden.

Durch die Kur werden die natürlichen Reinigungsmechanismen des Körpers unterstützt, ohne sich selbst zu belasten. Durch die Bauchmassage wird bereits sehr viel für die Entschlackung des Körpers getan, so daß es von daher nicht nötig ist, ein strenges Fasten durchzuführen, um den Darm zu reinigen.

Leider sind viele Menschen der Meinung, daß sie langjährige Ernährungssünden und Bewegungsmangel durch ein ein- bis zweimaliges Wasserfasten im Jahr wettmachen können, was aber natürlich nicht der Fall ist. Statt zwischen Völlerei und vollkommener Nahrungsverweigerung hin- und herzupendeln, ist es sehr viel günstiger, seine Ernährung schrittweise und vorsichtig umzustellen, seinem Körper mehr Aufmerksamkeit zu schenken und ab und zu eine sanfte Darmreinigung durchzuführen.

Die Wirkungen der Darmreinigungskur

Wie unschwer aus dem Namen ersichtlich, ist die Hauptwirkung der Kur, daß sie den Darm reinigt. Eine Reinigung des Darms bedeutet aber zugleich auch eine Reinigung des gesamten Organismus. Durch die sechstägige Kur wird der Körper von Giftstoffen und Schlacken befreit, der Darm wird in Schwung gebracht und es wird dadurch zahlreichen Krankheiten vorgebeugt.

Doch nicht nur der Darm, auch die Blutqualität wird durch die Kur verbessert. Dies wirkt sich nicht nur auf sämtliche Körperzellen aus, sondern hat durchaus auch kosmetische Auswirkungen. So wird die Haut nach der Kur weicher und besser durchblutet sein, und auch die Augen bekommen einen neuen Glanz. Ganz nebenbei wird durch die Darmreinigungskur, in der relativ wenig Kalorien zu sich genommen werden, auch an Körpergewicht verloren, doch dies ist nur ein Nebeneffekt, nicht aber der eigentliche Nutzen der Kur.

Vielmehr hat die Kur den Sinn, die Gesundheit zu stärken, das

Wohlbefinden zu erhöhen und mehr Energie für die Aufgaben des Alltags zur Verfügung zu stellen. Nicht zuletzt werden auch psychische Wirkungen bemerkt werden können, denn nach einer Darmreinigungskur wird auch die Seele ausgeglichener sein, es wird mehr innere Ruhe und das Gefühl zu spüren sein, der eigenen Mitte wieder ein Stück nähergekommen zu sein.

Vorsicht: Obwohl es sich bei der hier beschriebenen Darmreinigungskur um eine sehr sanfte und ungefährliche Methode handelt, ist in einigen Fällen Vorsicht geboten. Wenn Sie an schwerwiegenden, chronischen Erkrankungen leiden oder gerade eine schwere Operation hinter sich haben, sollten Sie sich vor der Durchführung einer Kur natürlich immer mit Ihrem Arzt absprechen. Dasselbe ist bei akuten Magen- und Darmerkrankungen, bei Störungen der Blutgerinnung sowie in der Schwangerschaft – in der ja ohnehin immer – besondere Vorsicht geboten.

Die Rezepte

Im Mittelpunkt der Kur steht eine besonders darmfreundliche, entschlackende, basenüberschüssige *Kartoffel-Gemüsesuppe*, die mit dem bereits erwähnten Miso gewürzt wird. Diese darmreinigende Suppe enthält alle nötigen Vitamine und Mineralstoffe sowie eine ausreichende Menge Eiweiß und Fett, so daß Sie während der Kur keinerlei Mangel leiden müssen und somit auch nicht mit den unangenehmen Nebenwirkungen des Wasserfastens rechnen müssen.

Abgesehen von den heilenden Wirkungen der Kartoffeln, der verschiedenen Gemüsesorten und des Miso werden Sie während der Kur einige Gewürzheilmittel verwenden, die die Reinigung unterstützen. Ferner benötigen Sie noch größere Mengen an qualitativ hochwertigem, kohlensäurefreiem Quell- oder Mineralwasser und etwas Kräutertee. Doch nun zu den Rezepten:

Darmreinigende Kartoffel-Gemüsesuppe

Zutaten für 6 Portionen

- 2 EL Butter
- 3 Zwiebeln
- 5 Knoblauchzehen
- 250 g ungeschälte Kartoffeln
- 4 Karotten
- 1 Stange Lauch
- 1 mittelgroßer Fenchel
- 2 l Gemüsebrühe
- 2 TL Miso
- 1 TL Liebstöckelgewürz
- 1 Prise Meersalz
- etwas frisch gemahlener, schwarzer Pfeffer
- etwas Kurkuma und etwas Galgant

Tip: Erfahrungsgemäß ist es praktischer, eine relativ große Menge an Suppe zuzubereiten und die benötigte Menge dann im Kochtopf kurz aufzuwärmen, wobei darauf zu achten ist, daß die Suppe beim Aufwärmen nicht mehr kochen darf. Wenn Sie wollen, können Sie die Suppe aber natürlich auch für jeden Tag frisch zubereiten, wobei die angegebenen Mengen dann entsprechend zu reduzieren sind.

Zubereitung

Schmelzen Sie die Butter in einem großen Topf, dünsten Sie die kleingeschnittenen Zwiebeln und den Knoblauch kurz an, und geben Sie die in kleine Würfel geschnittenen Kartoffeln sowie das ebenfalls kleingeschnittene Gemüse in den Topf. Lassen Sie die Kartoffeln und das Gemüse kurz andünsten, wobei Sie immer wieder umrühren sollten. Geben Sie dann die Gemüsebrühe, das Salz und die übrigen Gewürze (außer dem Miso) in den Topf, und bringen Sie das Ganze zum Kochen. Reduzieren Sie sodann die Hitze, und lassen Sie die Suppe zugedeckt noch 20 Minuten leicht köcheln.

Nehmen Sie die Suppe dann vom Herd, und pürieren Sie sie mit dem Mixer auf höchster Stufe. Geben Sie die Suppe dann nochmals in den Topf, und gießen Sie eine kleine Menge Suppe in eine Tasse. Geben Sie das Miso in die Tasse, und lösen Sie es mit dem Handbesen in der warmen Suppe auf. Gießen Sie den Inhalt der Tasse dann in den Suppentopf, und rühren Sie das Miso unter die restliche Suppe.

Sobald Sie die Suppe mit Miso gewürzt haben, dürfen Sie sie nur noch aufwärmen, jedoch nicht mehr zum Kochen bringen, da sonst wertvolle Spurenelemente, Vitamine und Enzyme verlorengehen.

Gewürztee

Im Ayurweda werden Gewürztees schon seit Tausenden von Jahren mit viel Erfolg verwendet, und die Herstellung eines darmfreundlichen Gewürztees ist sehr einfach.

Geben Sie insgesamt 1 Teelöffel Gewürze und ½ Teelöffel hochwertigen Schwarztee, wie beispielsweise Ceylontee, in einen Teefilter, und überbrühen Sie das Ganze mit einer großen Tasse heißem, jedoch nicht mehr kochendem Wasser. Lassen Sie den Tee dann einfach 5 bis 10 Minuten lang ziehen, süßen Sie mit etwas Honig, und trinken Sie den Tee möglichst langsam.

Wenn Sie aus irgendwelchen Gründen Einwände gegen schwarzen Tee haben, können Sie die Gewürze auch gerne mit ½ Teelöffel Rotbuschtee, der auch als Massaitee im Handel erhältlich ist und kein Koffein enthält, mischen.

Für die spezielle Gewürzteemischung benötigen Sie 3 Teile Anis und 1 Teil Zimt (insgesamt 1 gestrichenen Teelöffel), die Sie dann überbrühen.

Gewürzsud

Zu den wirkungsvollsten inneren Anwendungen der Gewürzheilkunde zählt zweifellos der Gewürzsud, der nicht nur sehr wirksam, sondern auch noch sehr einfach herzustellen ist. Für die Zubereitung eines Suds, der die Darmreinigung von innen her unterstützt, erhitzen Sie ½ Liter Wasser auf dem Herd, bis es heiß ist, jedoch noch nicht kocht.

Geben Sie dann ½ Teelöffel zerstoßene Fenchelsamen, ½ Teelöffel Paprikagewürz sowie 1 Messerspitze Galgant und 1 Messerspitze Pfeffer (frisch gemahlen) in das heiße Wasser, und lassen Sie die Mischung 5 Minuten lang ziehen. Verwenden Sie insgesamt höchstens 2 Teelöffel Gewürz, und seihen Sie die festen Bestandteile dann mit Hilfe eines Kaffeefilters oder eines sehr feinen Siebs ab.

Lassen Sie den Sud kalt werden, geben Sie ihn in ein luftdicht verschließbares, dunkel gefärbtes Glas, wie Sie es zum Beispiel in der Apotheke kaufen können (500-ml-Flasche), und nehmen Sie während der Darmreinigungskur dreimal täglich jeweils 2 Eßlöffel von diesem Gewürzsud ein.

Der warme Leibwickel

Um die Ausscheidung von Schlackstoffen und den Abtransport von Giftstoffen zu aktivieren, empfiehlt sich als Ergänzung zu den inneren Anwendungen eine äußere Anwendung in Form eines warmen Körperwickels. Um den Wickel anzufertigen, bringen Sie 1 Liter Wasser zum Kochen. Um die entschlackende Wirkung des Wickels zu verstärken, können Sie dem kochenden Wasser 1 gestrichenen Teelöffel Wacholder (zerstampfte Wacholderbeeren) sowie jeweils ½ Teelöffel Zimt, Knoblauch und Mohn hinzufügen. Stellen Sie die Hitze herunter, lassen Sie das Ganze etwa fünf Minuten lang ziehen, und seihen Sie es dann durch ein feines Sieb ab.

Tauchen Sie dann ein Baumwolltuch in das noch warme, aber nicht mehr zu heiße Wasser, wringen Sie es gut aus, falten Sie es doppelt und legen Sie das Tuch über Ihren Bauch, wobei der gesamte Magen- und Bauchbereich zugedeckt sein sollte. Legen Sie dann ein weiteres, trockenes Baumwolltuch über das feuchte Tuch und darüber noch eine dicke Wolldecke.

Während der Darmreinigungskur sollten Sie diesen warmen Leibwickel täglich anwenden und 20 bis 30 Minuten lang einwirken lassen.

Die Durchführung

Es hat sich gezeigt, daß eine durchschnittliche Kurdauer von sechs Tagen durchaus ausreicht, um dem Darm die nötige Schonung zu bieten und den Körper gleichzeitig gründlich zu entschlacken. Es ist empfehlenswert, die Darmreinigungskur ein- oder nach Wunsch auch zweimal im Jahr durchzuführen, wobei sich das Frühjahr und der Herbst besonders gut für eine Kur eignen.

Ruhe und Achtsamkeit

Es handelt sich bei dieser Darmreinigungskur nicht um eine Radikalkur, sondern um eine sanfte Methode, die Ihnen die Möglichkeit bietet, zur Ruhe zu kommen und Ihrem Körper wieder etwas mehr Aufmerksamkeit zu schenken.

Damit dies aber auch möglich ist, brauchen Sie etwas Zeit und Ruhe, und das bedeutet, daß Sie sich für die sechs Tage, die Sie für die Kur benötigen, soweit als irgend möglich vom alltäglichen Streß befreien sollten. Idealerweise sollten Sie die Darmreinigungskur daher im Urlaub durchführen.

Damit Sie auch innerlich zur Ruhe kommen, sollten Sie versuchen, sich während der Kur von Reizstoffen wie Alkohol, Nikotin und Koffein, aber auch von psychischen Reizen wie beispielsweise durch Fernsehen zu befreien.

Nehmen Sie sich immer wieder bewußt Zeit, um sich zu entspannen, indem Sie sich entweder einfach auf Ihr Sofa legen und ein schönes Buch lesen oder Musik hören oder indem Sie Meditations- und Entspannungsübungen ausführen. Hier eignen sich vor allem die «Übungen der Mitte», die im Kapitel «Leben aus dem Zentrum» beschrieben sind. Sowohl in der «Berg-Übung», einer besonderen Art der Meditation, aber auch in der Bauchatmung und der Vokalatmung finden Sie gute Möglichkeiten, Abstand zum Alltag zu gewinnen und neue Kräfte zu tanken.

Bewegung und Bauchmassage

Ebenso achtsam und vorsichtig, wie Sie die Bauchmassage durchführen, sollten Sie auch während der Darmreinigungskur mit

Ihrem Körper umgehen. Dies bedeutet aber auch, daß Sie auf Abführmittel verzichten. Sowohl Einläufe als auch Glaubersalz führen zu einer künstlichen Reizung der empfindlichen Darmschleimhäute. Gerade für ältere Menschen, aber auch für Darmgeschädigte ist es nicht ungefährlich, wenn sie sich mit Einläufen und abführenden Salzen quälen, da diese rein passive Reinigung, die den Darm auf Dauer gesehen schwächt, auch zu einem starken Elektrolytverlust führen kann, was wiederum Herz und Kreislauf belastet.

Obwohl der Arzt in manchen Fällen Einläufe und Glaubersalz verschreiben kann, sollten Sie für eine zu Hause durchgeführte Kur auf derartige Methoden verzichten. Wenn Sie möchten, können Sie die Darmreinigungskur mit einem großen Glas Buttermilch oder Sauerkrautsaft einleiten, denn dies genügt vollkommen. Leider sind übertriebene Reinlichkeitsvorstellungen oft der Grund, daß immer mehr Menschen meinen, sie könnten nur dann «wirklich sauber» werden, wenn sie während einer Kur Glaubersalz trinken und sich täglich mit mehreren Einläufen «durchspülen». Dabei wird aber vergessen, daß der Darm erstens ohnehin über einen natürlichen Selbstreinigungsmechanismus verfügt und daß zweitens durch tiefe Atmung, durch Bewegung und Bauchmassage eine zusätzliche, tiefgehende Reinigung des Darms stattfindet. Drittens wird auch durch die hier beschriebene, schonende und entschlackende Suppe und die Gewürzanwendungen sowie den gleichzeitigen Verzicht auf feste Nahrung stark dazu beigetragen, daß der Organismus sich von Giftstoffen befreit.

Machen Sie sich aber nicht zu große Sorgen, was die «innere Reinheit» betrifft, denn eine porentiefe, hygienisch einwandfreie Reinheit, wie die Waschmittelindustrie sie täglich in Aussicht stellt, ist für den Darm, der ohnehin ständig von (sehr nützlichen!) Bakterien besiedelt ist, alles andere als erstrebenswert. Ebenso schädlich wie zu häufiges Waschen mit Seife für die Haut ist ein übertriebener Reinlichkeitskult für den Darm.

Vertrauen Sie daher auf die Weisheit Ihres Körpers, führen Sie die Kur wie beschrieben durch, bewegen Sie sich ausreichend, indem Sie täglich einen langen Spaziergang machen, radfahren oder zum Schwimmen gehen, und machen Sie sich darüber hinaus keine allzu großen Gedanken über die vermeintliche Unreinheit Ihres Darms.

Abgesehen davon, daß Sie sich viel bewegen sollten, sollten Sie gerade während der Darmreinigungs- und Regenerationskur täglich eine Bauchselbstmassage durchführen, wie sie im dritten Abschnitt des Kapitels «Die Praxis der Bauchmassage» unter der Überschrift «Die Selbstbehandlung» beschrieben ist. Darüber hinaus können Sie auch bei der täglichen Dusche die Technik der «26 Kreise» mit der Handfläche oder dem Luffa-Schwamm, wie sie in demselben Kapitel beschrieben wird, durchführen.

Zudem stellen die Bauchmuskel- und Beckenübungen aus dem Kapitel «Leben aus dem Zentrum» eine Ergänzung zu Ihrem täglichen Bewegungsprogramm dar, auf die Sie gerade während der Darmreinigungskur nicht verzichten sollten.

Das Tagesprogramm

Für eine Darmreinigungskur benötigen Sie sechs Tage Zeit, wobei der erste Tag ein Vorbereitungstag auf die Kur ist. Zu empfehlen ist, am Vorbereitungstag nur wenig und leichtverdauliche Speisen zu sich zu nehmen. Beispielsweise können Sie am Morgen ein kleines Müsli mit einem geriebenen Apfel essen und etwas Kräutertee trinken. Mittags sollten Sie sich ein wenig Gemüse dünsten, wobei sich als Beilage eine kleine Menge Reis empfiehlt. Am Abend sollten Sie dann nur noch ein bis zwei Scheiben Vollkornbrot mit magerem Frischkäse und einigen Tomatenscheiben essen.

Während Sie sich mit diesem Vorbereitungstag bereits ein wenig entlasten und Ihre Verdauungsorgane auf die Kur vorbereiten, sieht der Tagesplan für die folgenden fünf Kurtage wie folgt aus:

Morgens: Nach dem Aufstehen 2 Eßlöffel Gewürzsud. Morgentoilette mit Duschen und einer kurzen Bauchselbstmassage, anschließend «Frühstück» mit einer großen Tasse Gewürztee mit etwas Honig. (Am *ersten* richtigen Kurtag können Sie nach dem Aufstehen wie gesagt noch ein Glas Sauerkrautsaft oder Buttermilch zu sich nehmen, falls Sie dies wünschen.)

Vormittags: Bewegung in Form eines ausgedehnten Spaziergangs oder alternativ schwimmen, radfahren, Tennis spielen etc. Einige Gläser Quellwasser trinken.

Mittags: Vor dem Essen 2 Eßlöffel Gewürzsud. Als Mittagessen einen großen Teller Kartoffel-Gemüsesuppe, die Suppe langsam essen und jeden Löffel «kauen» und einspeicheln. Nach dem Mittagessen eine kleine Ruhepause, etwas lesen oder Musik hören etc.

Nachmittags: Einige Gläser Wasser oder Kräutertee, möglichst Kamillen-, Melissen- oder Fencheltee. Anschließend einige Atem- und Bewegungsübungen aus dem Kapitel «Übungen der Mitte» (s. S. 164), z. B. Vokalatmung, Bauchatmung, Beckenübungen, Übungen für die Bauchmuskulatur usw.

Abends: Nochmals 2 Eßlöffel Gewürzsud und zum Abendessen einen Teller Kartoffel-Gemüsesuppe. Nach einer kleinen Pause Anwendung des warmen Leibwickels, Dauer etwa 20 bis 30 Minuten. Tagesausklang nach Wunsch mit einer kleinen Meditationsübung wie beispielsweise der «Berg-Übung» (s. S. 184) aus den «Übungen der Mitte».

Bedenken Sie, daß es sich beim vorgestellten Tagesprogramm nur um einen Vorschlag handelt. Es ist wichtig, daß Sie immer wieder in sich hineinhorchen und herausfinden, was Ihr Körper zum jeweiligen Zeitpunkt braucht. Wenn Sie das Gefühl haben, sich bewegen und an die frische Luft hinausgehen zu wollen, sollten Sie sich nicht zu einer Entspannungsübung zwingen und umgekehrt.

Nachdem Sie die Sechs-Tage-Kur beendet haben, sollten Sie sich noch einen Tag als Übergang zur normalen Ernährung reservieren, wobei Sie sich für diesen Übergangstag am Vorbereitungstag orientieren können. Zu guter Letzt sei noch erwähnt, daß die Darmreinigungskur sich natürlich auch gut eignet, um seine Ernährungsgewohnheiten nach der Kur umzustellen und von nun an weniger belastende und mehr leichte, förderliche Nahrung zu sich zu nehmen. Auf diese Weise vermeiden Sie es in Zukunft,

Ihre Verdauungsorgane durch denaturierte und schwerverdauliche Kost zu belasten, und dank einer vitalstoffreichen, vollwertigen Ernährung werden Sie nicht nur dazu beitragen, viel für Ihren Darm und Ihre Gesundheit zu tun, sondern Sie werden darüber hinaus auch Ihr seelisches Wohlbefinden und Ihre Lebensqualität wesentlich steigern und verbessern.

144

Heilung über den Bauch

Im vorigen Kapitel haben Sie erfahren, wie Sie mit einigen einfachen Regeln sehr viel für die Gesundheit Ihres Bauches tun können. Und Sie wissen bereits, wie Sie Ihren Bauch oder den Bauch Ihres Partners mit den verschiedenen Techniken der Bauchmassage behandeln können.

Abgesehen von den Techniken der Bauchmassage und den Ernährungstips für einen gesunden Bauch, gibt es aber noch eine weitere Methode, die ohne Kontraindikationen, also uneingeschränkt anwendbar ist und mit der Sie dazu beitragen können, die Heilung selbst schwerwiegender Erkrankungen zu unterstützen und oft erheblich zu beschleunigen.

Vielleicht ist die Überschrift «Heilung über den Bauch» nicht ganz treffend, da ja auch die bisher bereits beschriebene Bauchmassage und Selbstbehandlung nicht zuletzt der Heilung verschiedener Erkrankungen dienlich ist.

Andererseits wird in diesem Kapitel ausdrücklich von einer Heilmethode gesprochen, mit der Heilungsprozesse bei solchen Krankheiten, bei denen keine herkömmliche Bauchmassage angewendet werden darf, über die subtile Harmonisierung des Bauches, also *über* den Bauch, in Gang gesetzt werden sollen.

Die Bauchmassage darf weder in der Schwangerschaft noch während der Menstruation ausgeführt werden. Ebenso wird dringend davon abgeraten, akute Erkrankungen der Verdauungsorgane, schwerwiegende Erkrankungen wie Herzleiden oder Krebserkrankungen usw. durch die direkte Stimulierung des Bauchraumes zu behandeln.

Obwohl diese ernsten, zum Teil lebensbedrohlichen Erkrankungen selbstverständlich immer in die Hände eines erfahrenen Arztes gehören, gibt es doch viele Möglichkeiten, seinen Allgemeinzustand entscheidend zu verbessern und – statt passiv zuzusehen – selbst einen Schritt zu tun, um die eigene Heilung zu unterstützen.

Im Osten ist man seit Jahrtausenden davon überzeugt, daß der Bauch als Zentrum der Lebensenergie in wesentlichem Maße mit dem allgemeinen Gesundheitszustand zusammenhängt, ja zum Teil sogar dafür verantwortlich ist, wenn der Mensch erkrankt.

Je mehr Erfahrungen Sie mit der Bauchmassage und mit dem Bauch als Quelle der Lebensenergie sammeln werden, desto mehr werden Sie geneigt sein, diese Auffassung zu teilen.

Unabhängig davon, wie Sie dieser Ansicht momentan gegenüberstehen mögen, lernen Sie nun einige vollkommen ungefährliche, einfache Möglichkeiten kennen, den Körper über seine Mitte in Harmonie zu bringen und die Lebensenergie, wo sie denn gestaut sein sollte, neu zum Fließen zu bringen.

Sie sollen jedoch zu nichts überredet werden und noch weniger sollen Sie irgend etwas blind glauben. Fühlen Sie sich eingeladen, mit den folgenden Techniken zu experimentieren und Ihre eigenen Erfahrungen damit zu machen.

Dazu benötigen Sie nur wenig Zeit und ein wenig Offenheit. Lassen Sie sich davon überzeugen, daß Sie und vor allem auch der Partner, den Sie behandeln werden, von der Wirkung der einfachen Techniken höchst überrascht sein werden – doch sehen Sie selbst …

Die Heilung über den Bauch besteht aus drei aufeinanderfolgenden Stufen, die keinesfalls in ihrer Reihenfolge verändert werden dürfen, da jede Stufe die nächste vorbereitet. Im Grund geht es dabei um eine einzige Form der Energieübertragung und -lenkung, die aber aus drei Phasen besteht.

Diese Übung beruht auf anderen Prinzipien als die bisher vorgestellten Techniken. Es werden nicht Energiebahnen, Meridiane oder Reflexzonen stimuliert, statt dessen fließt die Energie des Massierenden durch den Körper des Empfangenden. Dabei bilden die beiden Hände zunächst die Pole, zwischen denen die Energie strömt. Später werden die Hände dazu benutzt, die drei Energiezentren des Partners – das Bauch-, das Herz- und das Stirnzentrum – miteinander zu verbinden.

Stufe 1 – Die Kraftaufladung

Der Partner oder die Partnerin nimmt bei dieser Massage zunächst eine sitzende Haltung ein.

Setzen Sie sich seitlich zu Ihrem Partner, schließen Sie die Augen, und bitten Sie Ihren Partner ebenfalls darum, seine Augen zu schließen und sich zu entspannen. Strecken Sie Ihre Arme nach vorne aus, so daß Ihre rechte Hand – der «Pluspol» – mit der Handfläche in Richtung Bauchnabel des Partners zeigt. Der Abstand zum Körper sollte dabei 10 bis 20 Zentimeter betragen.

Die linke Handfläche – der «Minuspol» – strahlt auf der anderen Seite des Partners in seinen Rücken hinein, die Höhe entspricht dabei der vorderen Hand, dasselbe gilt für den Abstand zum Körper.

Halten Sie Ihre Hände also so, daß sie eine Linie bilden, die mitten durch die Körpermitte, also durch das Hara Ihres Partners verläuft, wobei die vordere Hand den aktiven Pol, die hintere den passiven Pol bildet.

Stellen Sie sich vor, wie Sie Ihre Lebensenergie, die Sie mit jedem Einatmen aufnehmen, in Ihre rechte Hand leiten. Lassen Sie diese Energie – die Chinesen sprechen in diesem Zusammenhang von der Chi-Kraft, die Inder von der Prana-Energie – mit dem Ausatmen von Ihrer rechten Handfläche aus durch den Bauch Ihres Partners in Ihre linke Hand strömen.

Schicken Sie über Ihre Handfläche immer wieder geduldig Energie in den Bauch Ihres Partners. Bedenken Sie, daß Sie dabei nur Vermittler sind. Die universelle Lebensenergie ist allgegenwärtig – und so ist sie natürlich auch in Ihrem Partner vorhanden. Ihre einzige Aufgabe besteht darin, diese Energie in ihm zu erwecken, indem Sie Ihre Energie von der rechten Hand ausgehend durch das Zentrum des Partners in Ihre linke Handfläche schicken.

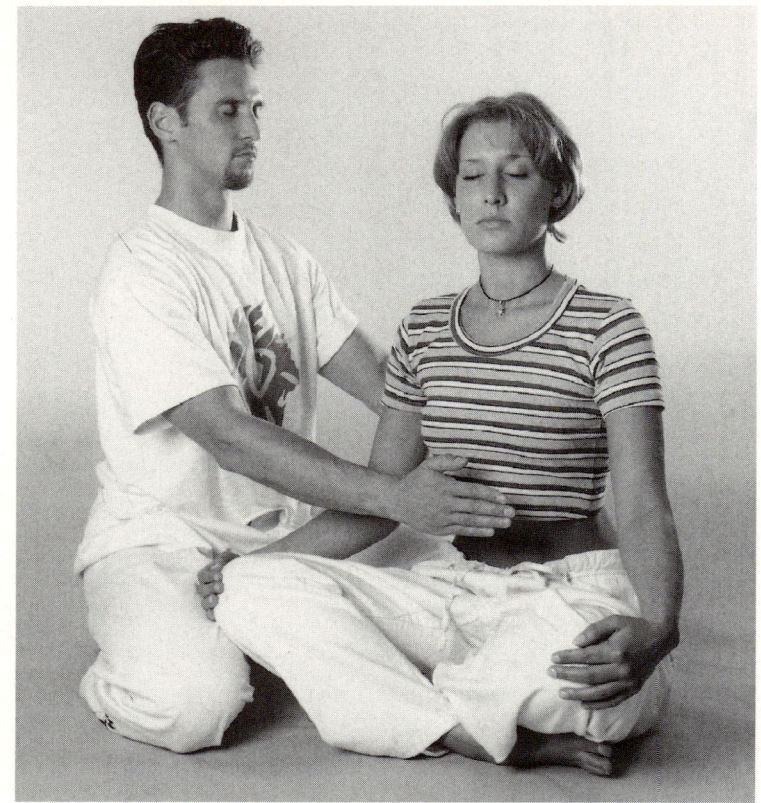

Abbildung 45

Hinweis: Diese Technik verlangt sowohl von Ihnen als auch von Ihrem Partner ein größeres Maß an bewußter Konzentration, wenn die Übung ihre Wirkung entfalten soll.
Indem Sie Ihre Energie durch das Bauchzentrum Ihres Partners schicken, werden dessen Energien polarisiert, also geordnet. Da dieser Vorgang der Harmonisierung eine gewisse Zeit dauert, ist die Stellung mindestens fünf Minuten lang zu halten. Versuchen Sie, möglichst entspannt zu bleiben und weder Ihre Schultern noch Ihr Gesicht oder Ihre Hände zu verkrampfen.

Es ist wichtig zu verstehen, daß Sie selbst dabei keine Energie verlieren, da Sie sie lediglich zwischen Ihren Händen fließen lassen.

Sollten Sie sich während der Behandlung erschöpft fühlen, so müssen Sie versuchen, sich wieder bewußt mit Ihrem eigenen Zentrum, also mit Ihrem Bauch zu verbinden, von wo aus Sie sich mit nahezu unerschöpflichen Kräften aufladen können.

Stufe 2 – Die Verbindung von Bauch- und Herzzentrum

Nachdem Sie die Lebensenergie Ihres Partners bereits durch die vorige Technik angeregt haben, werden Sie sie nun in seinem Körper zum Fließen bringen.

Dabei spielen die drei Haupt-Energiezentren Bauch, Herz und Kopf beziehungsweise Stirn eine wesentliche Rolle. Um diese Zentren geht es noch einmal im Kapitel «Esoterische Bauchgeheimnisse», in dem die Chakras vorgestellt werden.

Zwischen dem Bauch-, Herz- und Stirnzentrum fließt ein Energiestrom, der für die Harmonie der körperlichen, emotionalen und mentalen Energien von größter Bedeutung ist.

Nicht nur bei körperlichen Erkrankungen, sondern auch bei negativen Gefühlszuständen wie Ängsten, Depressionen usw. sowie auch bei negativen und verwirrten Gedanken ist dieser Energiestrom zu schwach und weicht somit vom optimalen Zustand ab.

Bitten Sie Ihren Partner, sich entspannt auf den Rücken zu legen und die Augen zu schließen.

Knien oder setzen Sie sich neben Ihren Partner, legen Sie eine Handfläche auf die Mitte seines Unterbauches, die andere Handfläche auf die Mitte seiner Brust, und schließen Sie die Augen.

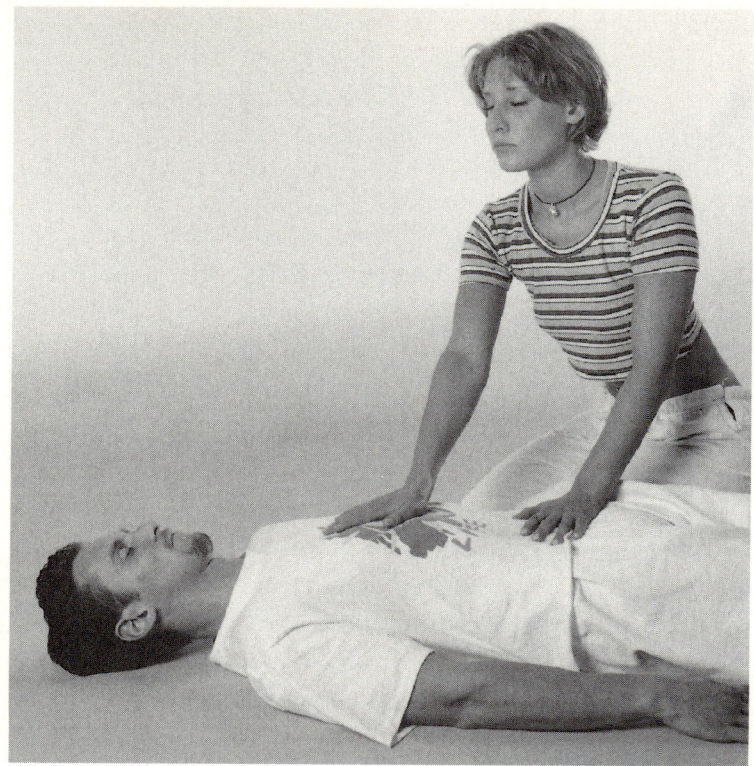

Abbildung 46

Setzen Sie auch bei dieser Stufe der Übung Ihre Vorstellungskraft ein. Sie können das Bewußtsein Ihres Partners für sein
Bauch- und Herzzentrum allein dadurch wecken, daß Sie sich
konzentriert *vorstellen*, es mittels Ihrer Hände zu wecken.

Lassen Sie in Ihrer Vorstellung ein Bild entstehen, in dem
ein helles Licht zwischen Bauch- und Herzbereich des Partners
zu strömen beginnt, ein Licht, das vom Unterbauch ausgeht,
sich in diesen beiden Bereichen konzentriert und in den ganzen
Körper hineinstrahlt.

Bedenken Sie, daß innere Bilder durchaus Realität besitzen
und daß jedem in der Welt manifestierten Ding eine Vorstellung über dieses Ding vorausgegangen ist. So ist es allein der
Idee des Architekten zu verdanken, daß das geplante Gebäude

«sich» manifestieren könnte, und ebenso wäre keine Musik entstanden, hätte nicht der Komponist eine Vorstellung davon gehabt, wie die Töne aufeinanderfolgen ...

Versuchen Sie daher, sich möglichst plastisch vorzustellen, wie das Licht zwischen Ihren Handflächen durch den Körper Ihres Partners fließt – ja mehr noch, versuchen Sie, dieses Licht zu spüren.

Hinweis: Nehmen Sie sich auch bei der zweiten Stufe genügend Zeit, um dieser Vorstellung in Ihnen Raum zu geben.

Stufe 3 – Die Verbindung von Bauch- und Stirnzentrum

Nachdem Sie die zweite Stufe der Übung einige Minuten lang ausgeführt haben, geht es nun in die dritte und letzte Phase.

Lassen Sie die Hand, die Sie auf den Unterbauch Ihres Partners gelegt haben, dort liegen, lösen Sie die andere vom Herzbereich, und legen Sie sie auf die Stirn des Partners.

Stellen Sie sich vor, wie der Energiestrom in Form eines hellen Lichtstroms vom Unterbauch des Partners durch sein inzwischen aktiviertes, helles Herzzentrum weiter aufwärts strömt, um sich mit dem dritten Zentrum zu verbinden.

Bleiben Sie einige Minuten bei dieser Vorstellung. Konzentrieren Sie sich, doch arbeiten Sie weniger mit Ihrem Willen als vielmehr mit Ihrer Vorstellungkraft.

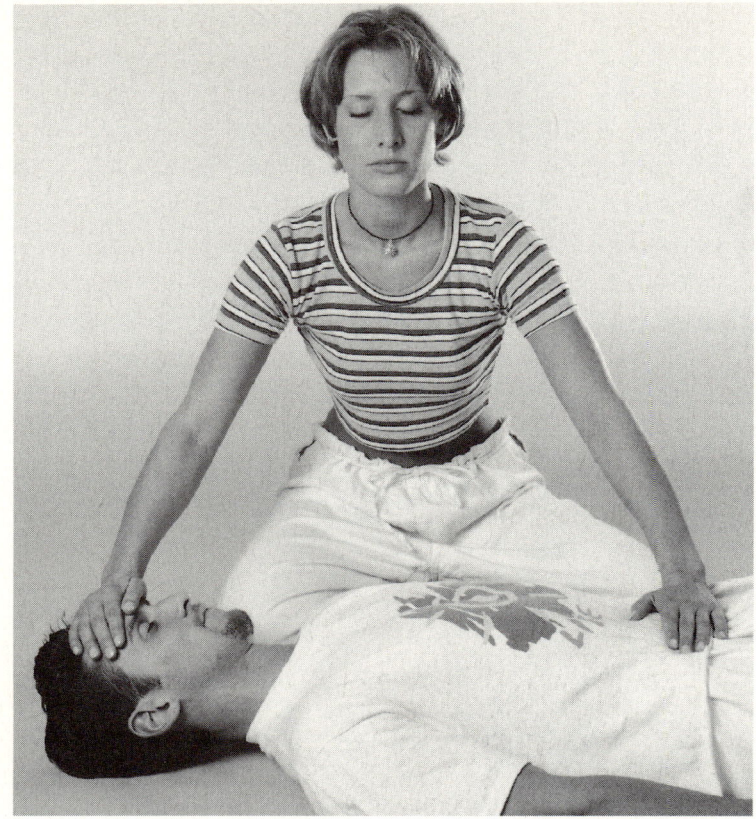

Abbildung 47

Lassen Sie ein Bild vor Ihrem inneren Auge entstehen, in dem Sie den hellen Lichtstrom wie auch ein hell strahlendes Licht im Stirnbereich Ihres Partners visualisieren.

Bleiben Sie entspannt, und nehmen Sie sich wieder ausreichend Zeit, dieses Bild in Ihnen entstehen zu lassen.

Können Sie vielleicht sogar spüren, wie der Fluß der Energie zwischen Bauch und Kopf Ihres Partners angeregt wird und wie diese lichte Energie sich in seinem ganzen Körper verteilt?

Beenden Sie die Übung, indem Sie Ihre Hände wieder lösen, sie noch einmal kurz auf Ihren eigenen Bauch legen, um sich abschließend zu zentrieren und die Augen dann wieder zu öffnen.

Hinweis: Ebenso wie bei der vorigen Stufe verbinden Sie auch jetzt die Energiezentren ihres Partners, diesmal jedoch das Bauch- mit dem Stirnzentrum.

Ihr Partner sollte während der ganzen Übung passiv und empfangend bleiben und nichts «machen» wollen. Es ist weder notwendig noch günstig, sich auf den erkrankten Bereich oder das kranke Organ zu konzentrieren, da die Weisheit des Körpers dafür sorgen wird, daß die Lebenskraft ihren Weg in den Bereich findet, wo sie gerade dringend benötigt wird.

Austausch durch Berührung

Zum Abschluß dieses Kapitels lernen Sie eine Methode kennen, die es Ihnen ermöglicht, Energie mit Ihrem Partner auszutauschen.

Dabei verlassen Sie nun die klassische Massagesituation. Bei den vorausgegangenen Techniken war einer der Massierende oder Gebende, der andere der Behandelte oder Nehmende. Bei der Selbstbehandlung haben Sie beide Rollen übernommen, indem Sie sich selbst Zuwendung und Energie geschenkt haben.

Es gibt innerhalb der Bauchmassage eine Methode, bei der Sie sich mit Ihrem Partner austauschen können, wobei jeder von Ihnen *sowohl* Gebender *als auch* Empfänger ist.

Diese Methode dient nicht allein der Harmonisierung und Heilung des anderen, sondern insbesondere auch der Harmonisierung und Heilung einer Beziehung zweier Menschen.

Gerade in Partnerschaft oder Ehen, in denen es «kriselt», hat die Energie der Partner die gemeinsame Schwingungsebene gewissermaßen verlassen.

Eine gemeinsame Schwingung oder die sogenannte gemeinsame Wellenlänge beschert tiefes Glück, und sowohl die Verliebtheit des Anfangs wie auch das Gefühl warmer Zuneigung, das eine länger andauernde Partnerschaft begleitet, sind auf dieses «gemeinsame Schwingen» zurückzuführen.

Durch Belastungen des Alltags, durch unterschiedliche Entwicklungen, vor allem aber auch durch das Denken, das verschiedene Ansichten, Meinungen usw. bildet und Streit verursacht, wird die Harmonie gestört und die Schwingungen verschieben sich.

Erfahrungsgemäß sind Diskussionen und Formen der verbalen Auseinandersetzung mit dem Problem meist unzulänglich, und oft wird der Konflikt dadurch sogar verstärkt.

Die folgende Technik gibt Ihnen die Möglichkeit, sich durch direkte Berührung auszutauschen, zu geben und gleichzeitig zu empfangen und sich dabei wieder etwas mehr einander anzunähern, um sich zuletzt wieder annehmen zu lernen.

Dabei verlassen Sie den Bereich der Diskussionen und Streitigkeiten und bewirken eine «Heilung» Ihrer Beziehung, indem Sie von der körperlichen Ebene ausgehen. Die Verbindung zwischen den Körpern, die keine toten, sondern beseelte Körper sind und die im Grunde nicht von dem Empfinden zu trennen sind, ermöglicht es Ihnen, den Bereich des rationalen Denkens zu verlassen und sich auf einer ursprünglicheren, naturverbundeneren Ebene wiederzubegegnen.

Diese Übung ist natürlich nicht nur für Partner geeignet, deren Beziehung ins Wanken geraten ist, sondern für alle Menschen, die einen intensiveren Austausch zu einem anderen wünschen und ihm ein Experiment anbieten wollen.

Die Übung kann daher auch ohne weiteres mit einer guten Freundin, einem Freund, Elternteil oder Bekannten durchgeführt werden, denn sie verstärkt das Vertrauen und die Nähe zu jedem Menschen, mit dem Sie sie durchführen.

Legen Sie sich beide auf den Rücken, und zwar so, daß Sie in entgegengesetzte Richtungen liegen.

Legen Sie sich so hin, daß Sie beide bequem ihre linke beziehungsweise rechte Handfläche auf den Bauchnabel des Partners legen können. Wenn Ihre linke Hand auf dem Bauch Ihres Partners liegt, liegt auch seine linke Handfläche auf Ihrem Bauchnabel.

Schließen Sie die Augen. Spüren Sie, wie Ihr Körper vom Boden getragen wird, wie Ihre Muskeln entspannt sind, und

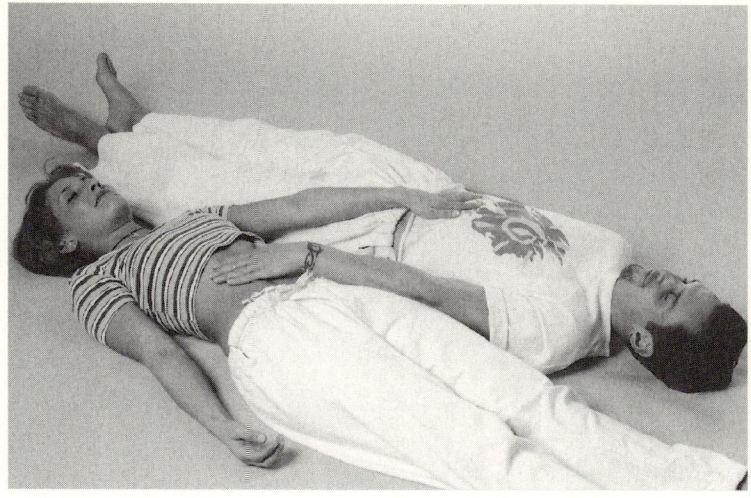

Abbildung 48

spüren Sie, wie Ihre Hand auf dem Bauch Ihres Partners liegt. Sobald Sie sich Ihrer eigenen Lage und Ihres Körpers, seiner Schwere usw. bewußt geworden sind, richten Sie Ihre Aufmerksamkeit auf Ihren Partner. Spüren Sie mit Ihrer Hand den Bauch Ihres Partners, und spüren Sie, wie sein Atem seine Bauchdecke sanft hebt und senkt.

Erleben Sie Ihren Partner als lebendes, lebendiges Wesen, mit einem Körper, der dem Ihren gleicht, mit kleinen Fehlern und mit Problemen, die menschlich sind.

Sobald Sie sich der Körpermitte Ihres Partners bewußt geworden sind, versuchen Sie, Ihre Konzentration, oder besser gesagt Ihre Achtsamkeit zu erweitern, indem Sie nun *zusätzlich* seine Hand zu spüren versuchen, die auf Ihrem Bauch liegt. Spüren Sie sowohl die Wärme Ihrer eigenen Hand als auch die Wärme, die Ihr Partner Ihnen über seine Handfläche gibt.

Spüren Sie, daß Sie bei dieser Übung gleichzeitig geben und empfangen? Spüren Sie den Austausch zwischen Ihren Händen, der letztlich ein Austausch zwischen Ihren Zentren der Lebensenergie ist?

Versuchen Sie nun, den Bereich des Denkens zunehmend zu verlassen. Versuchen Sie, wenn möglich, Ihren Atem dem Ihres

Partners anzugleichen, also gleichzeitig mit ihm ein- und aus-
zuatmen.

Versuchen Sie, immer weniger zu denken und sich dafür
immer tiefer zu entspannen und in der Empfindung der gegen-
seitigen Berührung doch wach zu bleiben.

Nachdem Sie die Stellung einige Minuten beibehalten haben, beenden Sie die Übung, falls Sie Lust dazu haben. Üben
Sie dazu leichten Druck mit Ihrer Handfläche aus, bewegen Sie
Ihre Hand ein wenig, strecken Sie sie, und lösen Sie sie dann
langsam vom Bauch Ihres Partners. Oder Sie warten einfach ab,
bis Ihr Partner die Übung beendet.

Strecken und räkeln Sie sich beide noch einmal, bevor Sie
die Augen wieder öffnen und zum Sitzen kommen.

Wenn Sie möchten, können Sie nun die Erfahrungen austauschen,
die jeder bei dieser Übung gemacht hat.

Sie können die Erfahrung jedoch auch still für sich bewahren und
sich mit Ihrem Partner darüber einigen, nach der Übung noch eine
Weile zu schweigen, und später darüber sprechen.

Leben aus dem Zentrum

In den Anfangskapiteln wurde beschrieben, wie wichtig der Bauch für den Körper, die Emotionen, die Sexualität und das Selbstbewußtsein ist.

Ferner wurden Ihnen Möglichkeiten gezeigt, wie Sie sich Ihrer Körpermitte durch Massagen und Energieaustausch bewußter werden und Ihren gesundheitlichen Zustand durch diese Techniken harmonisieren können. Dabei sollte Ihnen besonders der Zusammenhang des Bauches mit dem Wohlbefinden, der Gesundheit und natürlich auch mit der seelischen Stimmung verdeutlicht werden.

In diesem Kapitel wird Ihnen gezeigt, daß Sie Ihren Bauch nicht nur durch die Bauchmassage behandeln, sondern ihn auch in den Mittelpunkt eines Übungsweges stellen können. In diesem Übungsweg fließen verschiedene Übungen, die sich mit der Körpermitte beschäftigen, zusammen. Von diesen Techniken, die auf S. 164 unter der Überschrift «Übungen der Mitte» vorgestellt werden, werden Sie nicht nur körperlich profitieren – Sie werden durch sie vor allem auch positiv auf Ihre Psyche einwirken und nicht zuletzt auch Ihre spirituelle Entwicklung wesentlich beeinflussen können.

Die «Übungen der Mitte» dienen dazu, Ihre Kraft im Bauch, Ihre Muskulatur, die Haltung, die freie Atmung, die Verbindung zur Erde und die Befreiung der Emotionen und der sexuellen Energie zu fördern, wobei das Ziel letztlich eine Veränderung der inneren Haltung und eine vertrauensvolle, meditative Hinwendung zum eigenen Zentrum ist.

Die eigene Mitte finden

Sie werden im folgenden erfahren, daß es gar nicht besonders schwierig ist, zu seiner Mitte zurückzufinden. In der heutigen gehetzten Zeit, in der viele Ablenkungen und Reize die innere Ruhe, das Konzentrationsvermögen und die Fähigkeit, sich tiefgehend zu entspannen, stark beeinträchtigt haben, ist es besonders wichtig, wieder zu sich zu kommen und sich zu zentrieren.

Das Schlimmste, was passieren kann, ist eigentlich nicht so sehr der Verlust von Reichtümern und Gütern, die Beeinträchtigung der Gesundheit oder die Trennung von einem geliebten Menschen, sondern vielmehr der Verlust der eigenen Mitte.

Wer es gelernt hat, sich in seiner Mitte zu verankern, wird eine bisher unbekannte Art der Geborgenheit entdecken, die ihn fortan auch gegen harte Schicksalsschläge zu schützen vermag.

Die im folgenden aufgeführten «Übungen der Mitte» werden es Ihnen ermöglichen, Ihr Zentrum neu zu entdecken. Und allmählich werden Sie dadurch erfahren können, was es heißt, unerschütterlich in seinem eigenen Zentrum zu ruhen, auch wenn rings um Sie herum das Chaos auszubrechen droht.

Neue Energie aus dem Zentrum

Gelingt es Ihnen, zu Ihrem eigenen Zentrum zurückzukehren, so bedeutet dies auch, daß Sie Ihr Bewußtsein verändern werden. Durch konzentrierte Sammlung während des Übens wird die Flut an unkontrollierten Gedanken und Gefühlen unterbrochen, die sich täglich über Sie ergießen. Dieses innere Chaos kann sowohl durch Einflüsse wie beispielsweise der Massenmedien hervorgerufen, kann aber auch «hausgemacht» sein, nämlich dann, wenn in Ihnen der Hang zur Sorge und zu negativem Denken ausgeprägt ist.

Der Gewinn, den Sie durch das regelmäßige Üben erzielen, ist nicht nur in einem größeren Maß an Ruhe und Ausgeglichenheit zu sehen.

Wer in seiner Körpermitte verankert ist, kann jederzeit neue Energien aufladen. Das Ruhen in der eigenen Mitte verhindert es, daß man oberflächlichen Wünschen und Zielen hinterherjagt und sich dabei verliert, und es sorgt statt dessen dafür, daß man lernt, sich auf die Dinge zu konzentrieren, die man *wirklich* tun möchte. Der Zuwachs an Lebensenergie und die Neuorientierung werden schließlich zu einer verbesserten Lebensqualität führen.

Hara – mehr als der äußere Bauch

Hara ist ein japanischer Begriff, der wörtlich zwar Bauch, dabei besonders den Unterbauch und auch den Beckenraum meint, mit dem aber sehr viel weniger der anatomische Bauch, als vielmehr der Bauch im übertragenen Sinne gemeint ist.

Tatsächlich meint Hara das vitale Lebenszentrum der Körpermitte, die Kraft, die den Menschen mit der tragenden Erde verbindet. Und ebenso meint Hara eine Verfassung, fast könnte man sagen eine Philosophie, in der der Mensch sich bewußt auf seine Mitte einläßt, um sich dadurch mit seinem tieferen Sein zu verbinden.

Es verwundert daher nicht, daß Hara für den Japaner von ausschlaggebender Bedeutung ist.

Der Zen-Mönch, der sich in der Kunst des Bogenschießens übt, wird oft viele Jahre allein damit verbringen, seine oberflächlichen «Ich-Impulse» zu überwinden oder sie besser gesagt loszulassen, um sich ganz in seinem Hara zu zentrieren.

Allein aus dem Meer der Lebenskraft, wie Hara auch genannt wird, kann die reine Leistung zutage treten, die vollkommen von persönlichen Impulsen und Stimmungen des Behagens oder Unbehagens gelöst ist und in der sich der Mensch für die Energien der Erde öffnet.

Durch Hara, durch die Konzentration auf den inneren Schwerpunkt, wird der Kontakt zur Erde wesentlich verbessert, wodurch sich ein Gefühl des Getragenseins und des Vertrauens entwickelt.

Hinter der Philosophie von Hara steckt das Geheimnis, daß selbst schwierige Dinge ohne Anstrengung und vollkommen mühelos getan werden können. Tatsächlich ist die gute Verbindung nach «unten» die Voraussetzung für das freie Fließen nach «oben», das sich in geschmeidigen Bewegungen, einem anmutigen Körper und in geistiger Klarheit ausdrückt.

Die Haltung und der Bauch

Vielleicht wird es Sie überraschen zu hören, daß der Bauch auch erheblichen Einfluß auf die gesamte Körperhaltung hat. Tatsächlich ist der Bauch, oder besser das Hara, auch als Zentrum des Aufgerichtetseins gegen die Schwerkraft anzusehen. Indem der Schwerpunkt in sein natürliches Zentrum verlagert wird, gerät man wieder ins rechte Lot.

Im Bauch findet man eine Basis für die gesamte Haltung, die ja beim Menschen nach oben, also in die Senkrechte ausgerichtet ist. Wie viele Menschen laufen nicht völlig verspannt, mit hochgezogenen Schultern und verkniffenen Gesichtern herum, nur weil sie es verlernt haben, den Schwerpunkt nach unten zu verlagern und Kraft in ihr Becken zu schicken? Statt dessen haben sie ihr Zentrum in den Brust-, Schulter- und Kopfbereich verlagert, wo sie sich ängstlich festhalten, so daß jede geschmeidige Bewegung des Körpers unmöglich wird.

Durch die «Übungen der Mitte» werden Sie lernen, Ihr Hara zu stärken und sich Ihres Schwerpunkts im Bauch- und Beckenraum bewußt zu werden.

Dazu ist weder besondere Willenskraft noch Anstrengung nötig. Allein durch die Vorstellung, etwas Kraft und eine *leichte* Spannung in den Bauch zu geben, werden die Schultern lockerer, der ganze Oberkörper wird leicht und flexibel, und auf diese Weise ist es ein Kinderspiel, der Schwerkraft entgegenzuwirken.

Durch die Übungen wird aber auch die Bauchmuskulatur gestärkt, was erheblich dazu beiträgt, der Haltung eine Stütze zu geben.

In den modernen Rückenschulen werden nicht umsonst auch konzentriert Bauchmuskelübungen ausgeführt, da man entdeckt hat, daß eine kräftige Bauchmuskulatur die Wirbelsäule erheblich entlastet und somit auch Rückenleiden vorbeugt.

Wenn der Bauch als Zentrum der Haltung angesprochen wird, so hat dies aber auch noch einen anderen Grund. Die natürliche Haltung, bei der man sich der Kraft in seiner Körpermitte bewußt ist und seinen Bauch kraftvoll und zugleich flexibel, statt schlaff und kraftlos empfindet, hat auch noch einen wichtigen psychologischen Aspekt.

Die äußere Form des Körpers, die Proportionen und vor allem auch die Körperhaltung spiegeln nämlich auch seelische Zustände wider. So weiß man längst, daß ein Mensch, der mit gesenktem Kopf und hochgezogenen Schultern schleppenden Schrittes einher-

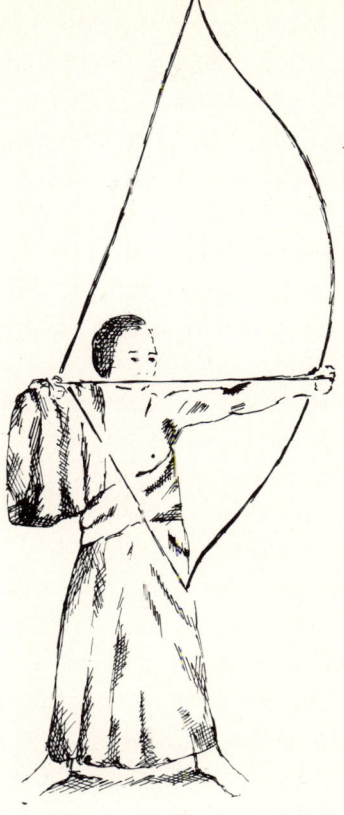

Abbildung 49   Zen-Schütze   **161**

geht, wohl kaum auf dem Weg zu einem lustigen Fest sein wird, bei dem er viele seiner Freunde treffen wird.

Jede Unlust, jede Angst und Unsicherheit spiegelt sich ebenso in der Haltung wider, wie auch ein gesundes Selbstbewußtsein, positive Gedanken und heitere Gefühle es tun. In letzterem Fall ist der Kopf aufrecht, die Schultern und das Gesicht sind entspannt, der Gang ist leicht und die Kraft liegt in der Körpermitte.

Es ist eine erfreuliche Tatsache, daß negative Gefühle und Gedanken schon allein dadurch verändert werden können, indem man seine Haltung verbessert, seinen Schwerpunkt nach unten verlegt und den Kopf hebt.

Werden bestimmte, beispielsweise negative Gefühle über längere Zeit aufrechterhalten, so entstehen muskuläre Muster, die diesen

Gefühlen entsprechen. Der enge Zusammenhang zwischen Körper und Seele ist der Grund dafür, daß der Körper sich «durchhängen» läßt, wenn der Mensch sich psychisch nicht wohl fühlt.

Die «Übungen der Mitte» werden dabei helfen, diesen Zustand zu durchbrechen, wobei man den Körper nutzt, um durch ihn letztlich auch die Gedanken und Gefühle wieder «aufzurichten».

Der Bauch als Quelle des Atems

Durch einen Mangel an Bewegung, häufiges und falsches Sitzen, eine ungesunde Ernährungsweise sowie eine insgesamt ungünstige Körperhaltung hat sich eine Atemweise verbreitet, die oberflächlich und flach ist und längst nicht mehr aus der Tiefe kommt. Die natürliche Atmung ist die Bauchatmung – eine Atemform, in der das Zwerchfell noch unverkrampft arbeiten kann und bei der die Bauchdecke sich mit jedem Einatmen sanft hebt, um mit dem Ausatmen wieder zurückzuschwingen. Durch diese Bewegung des Zwerchfells werden sämtliche Bauchorgane sanft massiert und auch die Herz-Kreislauffunktion wird harmonisiert, während Spannungen im Unterleib gelöst werden.

Vielleicht können Sie einmal beobachten, wie «tot» der Atem eines nach Büroschluß in der U-Bahn sitzenden, gehetzten Angestellten im Vergleich zu dem eines schlafenden Kindes ist.

Fast scheint es, als würde das «Hochgehen», das Verlagern des Bewußtseins von unten nach oben, die Hinwendung zum Rationalen auch die Atmung mit nach oben nehmen.

Östliche Übungswege wie beispielsweise Zen, Yoga oder Tai Chi wie auch die westliche Atemtherapie basieren auf der Tatsache, daß der Bauch nicht nur Zentrum der vitalen Kräfte, sondern auch die Quelle des Atems darstellt. Der Atem eines lebendigen, selbstbewußten Menschen ist ein tiefer, kraftvoller Atem, der aus der Körpermitte kommt und sich in alle Atembereiche fortpflanzt.

Hier herrschen im Grunde einfache Gesetze: Ein ruhiger, gelassener Mensch, der zu seinem Inneren Kontakt hat, hat einen ruhigen, tiefen Atem, der aus seinem Inneren kommt. Ein nervöser, gehetzter Mensch, der an der Oberfläche lebt, atmet entsprechend unruhig, gehetzt und oberflächlich.

Wenn in diesem Buch vom Bauch gesprochen wird, so muß auch vom Atem gesprochen werden, denn das eine ist vom anderen nicht zu trennen. So werden Sie in den «Übungen der Mitte» auch auf Atemübungen stoßen. Dabei geht es jedoch nicht um Übungen, bei denen Sie etwas mit dem Atem «machen», so wie es etwa in der Pranayamaschule des Yoga geschieht, sondern Sie werden lernen, dem Atem den Raum zu geben, den er braucht, und ihn wieder in das Zentrum zu verlagern, aus dem er ursprünglich kommt – aus dem Bauch!

Die Befreiung der Bauchenergie

Neben Kräftigungs-, Haltungs- und Atemübungen beinhalten die «Übungen der Mitte» weitere Möglichkeiten, die Energie, die in Ihrem Bauch ruht, zu wecken.

Dies wird durch Beckenübungen erreicht, die dazu dienen, sich seiner emotionalen und sexuellen Energie bewußt zu werden. Der Bauch ist auch ein Bereich, in dem vieles festgehalten, in dem viele Impulse unterdrückt werden und in dem es daher auch zu zahlreichen Verspannungen kommen kann, die den Energiefluß im gesamten Körper blockieren.

Bevor Sie sich den meditativen Übungen zuwenden, mag es für den ein oder anderen wichtig sein, sich zu lockern, Verspannungen abzubauen und sich der Kraft seines Beckens bewußt zu werden.

Zum einen wird die «Arbeit» an der Haltung und die Vertiefung des Atems bereits einiges bewirken, doch manchmal ist es nötig, darüber hinaus auch seinen emotionalen und sexuellen Energien mehr Raum zu geben und zu lernen, sie im Bauchraum zuzulassen.

Bei den Übungen, die dazu dienen, sexuelle Hemmungen abzubauen und in einer natürlichen Weise mit seinen Bauchgefühlen umzugehen, brauchen Sie keine Sorge zu haben, daß starke Emotionen oder gar unerwünschte sexuelle Lust in Ihnen entstehen. Während des Übens behalten Sie immer die Kontrolle, indem Sie wach und bewußt zuschauen und beobachten, was die Übung in Ihnen auslöst.

Sollten unerwartet dort einmal starke Gefühle auftreten, so können Sie die Übung jederzeit abbrechen. In diesem Fall sollten Sie sich jedoch überlegen, ob Sie Gefühle oder sexuelle Bedürfnisse vielleicht schon seit zu langer Zeit unterdrückt haben und sich gegebenenfalls an einen Therapeuten wenden, der Ihnen dabei helfen kann, sich Ihrer verborgenen Aspekte wieder bewußter zu werden.

Die «Übungen der Mitte» – Meditationen

Der wesentliche Teil der «Übungen der Mitte» besteht aus einigen einfachen Meditationsübungen, die Ihnen dabei helfen, vollkommen ruhig zu werden und sich Ihrer tragenden Mitte bewußt zu werden.

In diesen Übungen, die teilweise aus der schamanistischen Tradition stammen, fließen alle Erfahrungen zusammen, die in den Haltungs- und Atemübungen wie auch in den befreienden, lösenden Techniken gesammelt worden sind.

Die Meditationen werden Ihnen zeigen, wie erlösend es ist, sich auf die eigene Mitte zu besinnen, Vertrauen zur Erde zu gewinnen und sich mit seinem inneren Ursprung zu verbinden. Haben Sie die Kräfte Ihrer Mitte erst einmal wiederentdeckt, so wird es nicht schwer sein, sie auch im Alltag zu aktivieren und einen Teil dieser Energie, die Ihnen aus Ihrem Zentrum zufließt, auf andere zu übertragen.

In den Bauch-Meditationen wurden Ihnen einige Vorschläge für meditative Übungen der Körpermitte angeboten. Wählen Sie je nach Ihrer persönlichen Neigung zunächst diejenige aus, die Ihnen am meisten zusagt. Sie können diese Übung dann später auch verändern und sie Ihren individuellen Bedürfnissen anpassen.

Verlassen Sie sich dabei auf Ihre Intuition, denn jeder Mensch hat seinen eigenen Weg, zu seiner Mitte zu finden. Insofern sind die Meditationen, die mit der Vorstellungskraft und Visualisierung arbeiten, auch nur als Anregung gedacht – doch ist zu empfehlen, mit diesen Anregungen zu arbeiten – oder besser gesagt zu *spielen*.

Durch die Bauch-Meditation werden Sie eine innere Kraft wie-

derentdecken, die Ihre Seele und Ihren Körper zu heilen vermag
und Ihrem Leben eine neue Dimension geben wird.

Im folgenden werden einige Techniken aufgeführt, die die Energie
Ihrer Körpermitte erwecken werden. Für den Anfang ist es von
Vorteil, sich täglich für einige Minuten zurückzuziehen, um sich in
Ruhe den Übungen widmen zu können. Achten Sie beim Üben
auf bequeme Kleidung, die Sie weder in Ihren Bewegungen noch
in der Atmung behindert.

Der erste Teil der Übungen ist unter der Überschrift «Kraft, Haltung, Atem», der zweite Teil unter «Erdung, Verbindung, Befreiung» und der letzte Teil schließlich unter «Vertrauen, Meditation,
Liebe» zusammengefaßt. Es ist allerdings nicht sinnvoll, sämtliche
Techniken hintereinander zu üben, schon weil dies viel zu lange
dauern würde. Am Anfang genügt es, sich ein bis zwei Übungen aus
dem ersten Teil auszusuchen und sie dann etwa eine Woche lang zu
üben. Dann können Sie allmählich auch Übungen aus dem zweiten
und dritten Teil integrieren.

Nach dieser Anfangsphase wäre es optimal, sich mindestens eine
Übung aus allen drei Teilen auszuwählen und sie der Reihenfolge
nach zu einem kleinen «Bauchprogramm» zusammenzufügen.

Wenn Sie das Gefühl haben, daß Sie eine bestimmte Übung
dringend brauchen, weil sie Ihnen im Moment sehr guttut, so be-
schränken Sie sich auf diese Übung, und führen Sie sie einige Tage
konzentriert aus. Für die «Übungen der Mitte» gelten keine allgemeinen Regeln. Spielen und experimentieren Sie mit den Techniken, welche Übungen für Sie persönlich zu einem bestimmten
Zeitpunkt sinnvoll sind.

Vielleicht wollen Sie sich ja völlig auf die Berg-Übung konzentrieren. Im allgemeinen würde man zwar davon abraten, nur
Übungen aus dem dritten Teil auszuführen, da die vorigen Übungen diese im Grunde vorbereiten. Doch andererseits haben Sie
vielleicht keine Probleme mit Ihrer Haltung, und auch Ihr Atem ist
bereits weitgehend befreit. Wenn Sie außerdem das Gefühl haben,
daß Sie einen guten Kontakt zur Erde haben, warum sollten Sie
dann nicht gleich mit den Meditationen beginnen?

Letztlich müssen Sie also selbst entscheiden, wie Ihr Programm aussehen soll und was Sie derzeit für sich tun möchten. Doch eines sollten Sie beachten: Wenn Sie sich einmal entschieden haben, eine Übung oder eine Kombination aus zwei, drei oder vier Übungen durchzuführen, so bleiben Sie *mindestens eine Woche lang* dabei!

Allzu schnell sind Sie sonst mit Ausreden bei der Hand. Dann kommt mal dies, mal jenes dazwischen und der Effekt ist, daß Sie das Üben früher oder später vollkommen aufgeben – noch bevor die positiven Wirkungen die nötige Zeit bekommen haben, sich zu entfalten.

Kraft, Haltung, Atem

Im folgenden finden Sie Anleitungen, wie Sie mit wenig Aufwand einiges tun können, um die Muskulatur Ihres Bauches zu stärken, Ihre Haltung zu verbessern und Ihre Bauchatmung wiederzuentdecken.

Stärkung der Bauchmuskulatur

Leider ist die Muskulatur des Bauches vom vielen Sitzen oft erschlafft und unterentwickelt. Es gibt zwei einfache Übungen, die Ihre Bauchmuskeln schnell und wirkungsvoll aufbauen. Es geht hierbei nicht um die Entwicklung einer stählernen Bauchmuskulatur und jener Waschbrettform, die in Bodybuilding- und Fitneßkreisen so begehrt ist. Vielmehr geht es darum, den Bewußtseinsprozeß, bei dem Sie Ihren Bauch zum Zentrum machen werden, auch körperlich zu unterstützen. Die Übungen sollten daher auch entsprechend einfühlsam ausgeführt und nicht als mechanische Gymnastik betrachtet werden.

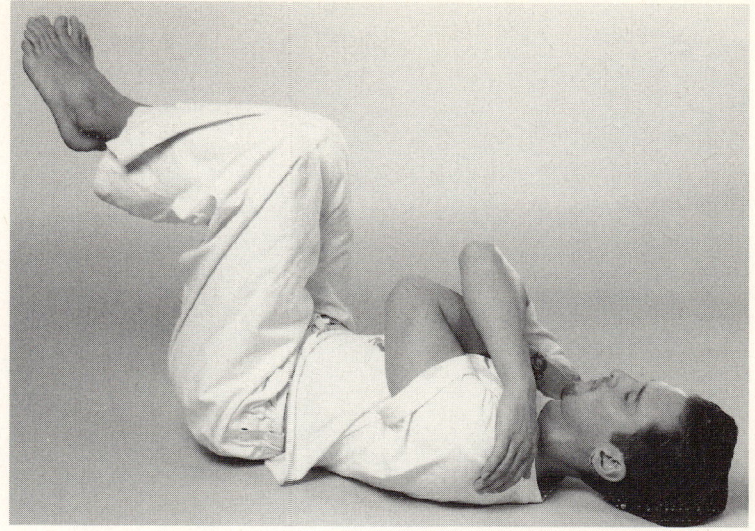

Abbildung 50

Übung 1

Legen Sie sich auf den Rücken, ziehen Sie die angewinkelten
Beine ein wenig an, kreuzen Sie Ihre Arme vor der Brust, und
fassen Sie mit Ihren Händen zu Ihren Schultern.

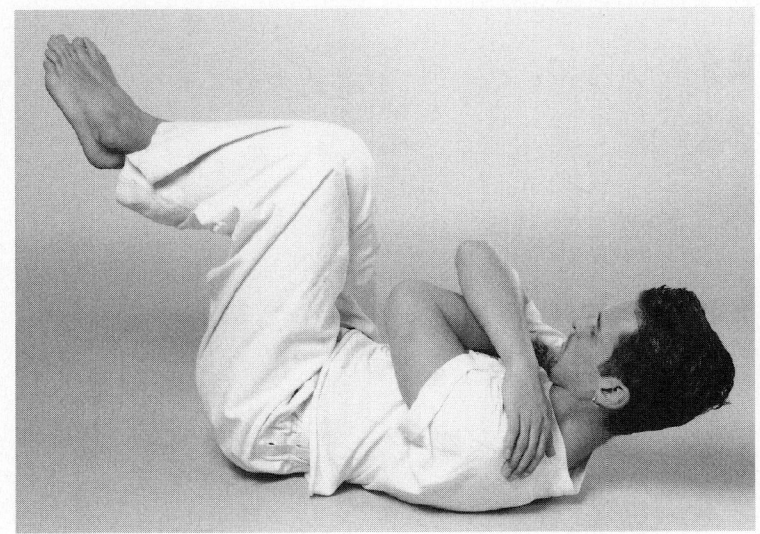

Abbildung 51

Heben Sie Ihren Kopf und den oberen Rücken mit der nächsten Ausatmung ein kleines Stück vom Boden ab, und spüren Sie, wie sich Ihre Bauchmuskeln dadurch anspannen.

Gehen Sie mit der Einatmung wieder in die Ausgangsstellung zurück, lassen Sie den Oberkörper also wieder weich sinken.

Wiederholen Sie diese Bewegung, bei der nur der Kopf und der obere Rücken eingerollt werden, fünfmal langsam mit dem Atemrhythmus. Pausieren Sie dann einige Atemzüge lang, und wiederholen Sie die Übung dann nochmals fünfmal.

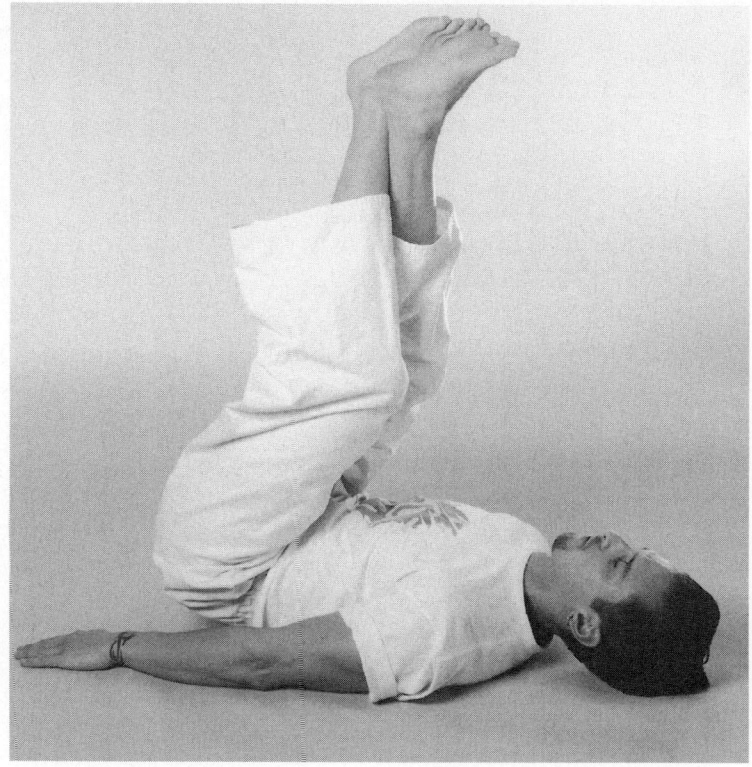

Abbildung 52

Übung 2

Bleiben Sie weiterhin auf dem Rücken liegen, doch legen Sie
die Handflächen diesmal unterhalb des Gesäßes auf dem Boden
ab. Verschränken Sie die Füße, und winkeln Sie die Beine
diesmal nicht ganz so stark ab wie in Abbildung 50 – die Beine
sind also etwas mehr gestreckt, jedoch nicht vollkommen
durchgestreckt.

Ziehen Sie Ihre Knie nun mit der nächsten Ausatmung
langsam in Richtung Brust heran, und spüren Sie dabei die
Spannung in der unteren Bauchmuskulatur. Dabei wird sich Ihr
Gesäß ein Stückchen von den Handrücken abheben.

Mit der Einatmung lassen Sie die Knie wieder leicht nach

unten sinken, so daß auch Ihr Gesäß in Höhe Ihrer Handrücken aufliegt. Wiederholen Sie auch diese Übung fünfmal.

Legen Sie dann die Beine ab, entspannen Sie sich einige
Atemzüge lang, und wiederholen Sie die Übung dann noch
einmal.

Stehen, Sitzen, Liegen und Handeln mit «Bauch»
Versuchen Sie bei den nächsten Übungen, ein wenig auf Ihre Haltung zu achten und sie dahingehend zu korrigieren, daß Ihr Bauch
die Basis für Ihre Haltung bildet. Die Übungen dienen dazu, Sie
mit Ihrem Hara zu verbinden, so daß Sie auch im Alltag lernen, mit
Belastungen umzugehen, indem Sie sich in Ihrer Körpermitte zentrieren.

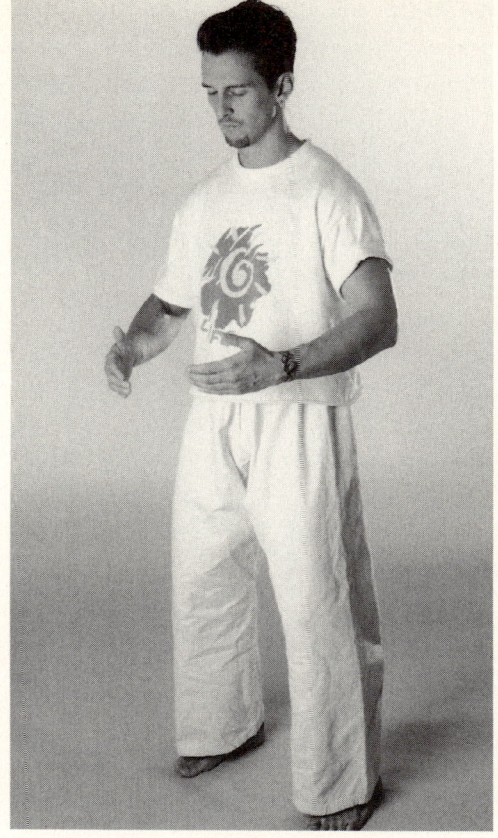

Abbildung 53

171

Stehen im Hara

Stellen Sie sich aufrecht hin. Dabei sollten die Füße parallel
und etwa schulterbreit auseinanderstehen. Geben Sie in den
Knien leicht nach, so daß die Energie der Erde durch Ihre
Beine nach oben fließen kann.

Bringen Sie nun die entspannten, geöffneten Handflächen
vor Ihren Unterleib, so daß die Handflächen etwa in Höhe des
Bauchnabels in den Bauch hineinstrahlen können.

Kontrollieren Sie Ihre Haltung. Tun Sie dies auch im Alltag
immer wieder einmal, sei es beim Einkaufen, Bügeln oder
beim Spazierengehen.

Lassen Sie dabei alle Anspannungen im Schulter- und Nackenbereich los, und entspannen Sie auch Ihre Gesichtsmuskeln. Spüren Sie das Aufgerichtetsein der Wirbelsäule. Dehnen Sie vorsichtig Ihren Nacken, indem Sie Ihr Kinn ein wenig zur Brust ziehen, ohne es jedoch zu übertreiben.

Spüren Sie, wie Sie von der Erde getragen werden. Fühlt sich Ihr Bauch dabei fest und kraftvoll, zugleich aber auch durchatmet und unverkrampft an? Kann Ihr Atem frei strömen?

Vermeiden Sie es, ein Hohlkreuz zu machen, indem Sie Ihr Becken wenn nötig ein klein wenig nach vorne schieben. Können Sie die Kraft spüren, die in Ihrem Hara entsteht, wenn Sie entspannt und dabei doch wach und aufrecht stehen?

Sitzen und Liegen im Hara

Bei jeder Körperhaltung, die Sie einnehmen, sollten Sie es sich angewöhnen, Ihren Bauch beziehungsweise Ihr Hara als Zentrum zu erleben.

Achten Sie daher auch beim Sitzen darauf, daß Ihre Wirbelsäule aufgerichtet, Ihre Schultern und Ihr Gesicht entspannt sind, und stellen Sie einen guten Bodenkontakt her, indem Sie die Füße parallel und mit der ganzen Fußsohle aufsetzen.

Benutzen Sie Ihre Vorstellungskraft, um Kraft in den Bauch zu schicken. Dabei geht es nicht darum, den Bauch anzuspannen, als vielmehr darum, sich seiner Körpermitte bewußt zu werden.

Wenn Sie damit Probleme haben, so benutzen Sie Ihre Ausatmung, um die Spannungen oben, also im Kopf-, Kiefer- und Nackenbereich, loszulassen und sich am Ende der Ausatmung im Zentrum Ihrer Körpermitte, also im Tan-Tien, ein wenig unterhalb Ihres Bauchnabels zu verankern.

Auch beim Liegen können Sie im Hara sein. Obwohl der Bauch in dieser Position nicht als tragende Basis benötigt wird, werden Sie doch sehr viel mehr Kraft sammeln können, wenn Sie auch im Liegen den Kontakt zu Ihrem Zentrum wahren.

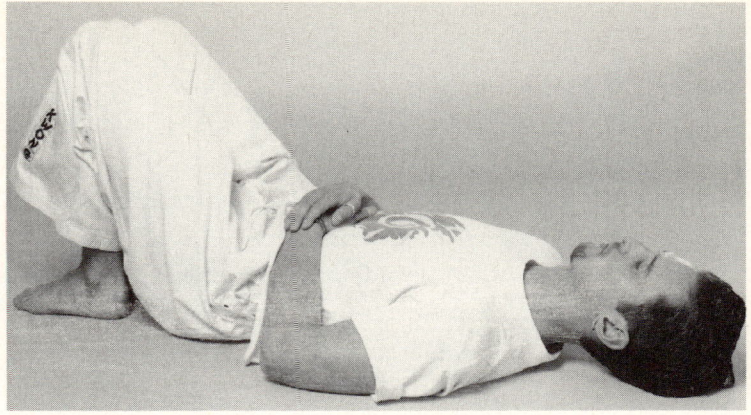

Abbildung 54

Die Bauchatmung

Durch die nächste Übung lernen Sie, Ihren Atem wieder in sein natürliches Zentrum zu lenken und die Quelle Ihres Atems im Bauch aufzuspüren.

Legen Sie sich dazu bequem auf den Rücken, stellen Sie die Beine auf, so daß die Fußsohlen den Boden berühren. Legen Sie nun Ihre Hände übereinander auf den Bauch, so daß die Handflächen in Nabelhöhe auf dem Bauch liegen.

Entspannen Sie sich gleichzeitig, und versuchen Sie, die Atembewegung zu spüren. Können Sie fühlen, wie sich der Bauch beim Einatmen sanft dehnt und nach außen wölbt und wie er beim Ausatmen ebenso sanft wieder zusammensinkt?

Forcieren Sie die Atembewegung nicht, sondern beobachten Sie sie lediglich. Es ist gar nicht weiter schlimm, wenn die Bewegung der Bauchdecke zunächst kaum wahrnehmbar ist. Lassen Sie sich einfach etwas Zeit.

Spüren Sie die Wärme der Hände und den Kontakt zwischen Händen und Bauch. Atmen Sie durch die Nase, ohne den Atem willentlich zu vertiefen.

Die Vokale des Bauches

Jeder Vokal, den man mit seiner Stimme ertönen läßt, bringt bestimmte Bereiche des Körpers in Resonanz. Während helle Vokale

wie «E» oder «I» den Kopfbereich erfüllen und «A» in den Brustbereich zieht, sind die dunkleren Vokale wie «O» und besonders
«U» mit dem Bauchbereich verbunden.

Diese Erkenntnisse aus der Stimm- und Atemtherapie können
Sie nutzen, um Ihren Bauchbereich zu aktivieren und dabei gleichzeitig Ihre natürliche Atmung zu vertiefen.

Ohne die Haltung zu verändern – Sie bleiben also auf dem Rücken
liegen und die Hände bleiben am Bauch –, beginnen Sie nun damit,
Vokale ertönen zu lassen.

Wählen Sie entweder «O» oder «U». (Hier wird die Übung mit
«U» beschrieben.)

Schließen Sie die Augen, entspannen Sie sich, und lauschen Sie
Ihrem Atem. Öffnen Sie nach einer Weile den Mund, und
formen Sie die Lippen zu einem «U». Atmen Sie durch die
Nase ein, und lassen Sie mit dem Ausatmen ein sanftes, leises
«Uuuuh» ertönen.

Atmen Sie wieder durch die Nase ein und hauchend auf
«Uuuuh» aus. Wiederholen Sie die Übung einige Male, und
lassen Sie das «U», falls es die Umstände erlauben, dabei allmählich lauter werden. Geben Sie ihm also mehr Raum, und
beobachten Sie, wo Sie die Resonanz, also ein leichtes Vibrieren im Körper spüren.

Gelingt es Ihnen, das «Uuuuh» aus der Tiefe Ihres Bauches
kommen zu lassen? Spüren Sie dabei auch, wie Ihre Ausatmung
dabei immer tiefer wird, und wie Sie sich dabei zunehmend
entspannen können?

Führen Sie die Übung noch eine Weile aus, und beenden Sie
sie dann wieder.

Hinweis: Führen Sie sie später noch einmal mit dem Vokal «O» aus, und versuchen Sie, den Unterschied zum «U» festzustellen.

Erdung, Verbindung, Befreiung *175*

Mit den nächsten Übungen können Sie Ihren Kontakt zur Erde verbessern. Sie werden ein Gefühl dafür entwickeln, wie es ist, sich wirklich tragen zu lassen und die Erde als Energiespender «anzuzapfen».

Darüber hinaus wird auch Ihr Becken und der untere Rücken gelockert, denn in diesen Bereichen sitzen oft Verspannungen, die emotionale und sexuelle Energien behindern, wodurch unterschiedlichste Störungen auftreten können.

Wurzeln schlagen

Die folgende Übung dient dazu, sich gut «in der Erde zu verwurzeln» und dadurch die Standfestigkeit zu erhöhen. Je tiefer die Wurzeln eines Baumes in die Erde hineinwachsen und je flexibler sein Stamm gleichzeitig ist, desto größere Chancen hat er, auch heftigste Stürme zu überstehen.

Stellen Sie sich für die Übung aufrecht hin, und spreizen Sie die Beine so weit, daß Ihre Füße mehr als schulterbreit auseinanderstehen und Sie das Gefühl haben, stabil zu stehen.

Spreizen Sie auch die nach unten hängenden Arme ein wenig vom Körper ab. Während sich die Arme seitlich neben dem Körper befinden, knicken Sie die Handrücken etwas ab, so daß Ihre Handflächen ebenfalls zum Boden weisen. Schließen Sie die Augen, und achten Sie darauf, daß die Schultern entspannt sind.

Fühlen Sie sich gründlich in Ihren Bauch ein. Wenn Sie sich in Ihrem Bauch niederlassen und gut im Hara stehen, wird der

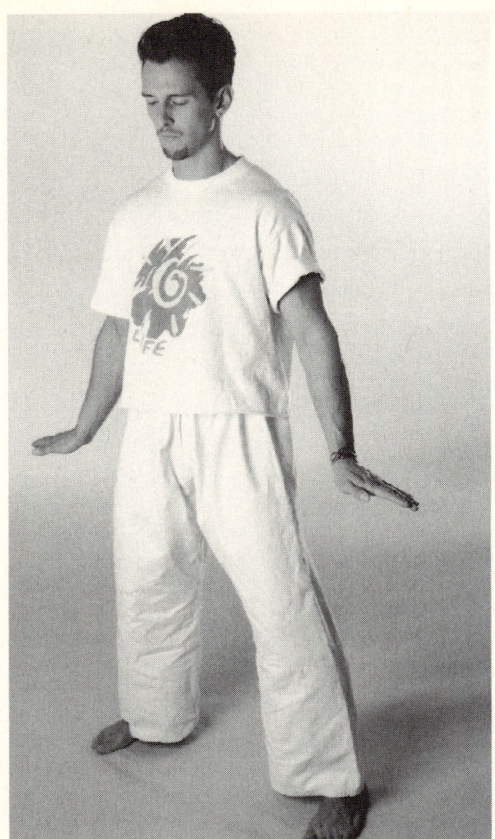

Abbildung 55

Kontakt zum Boden, der über Ihre Fußsohlen hergestellt wird, intensiver werden.

Obwohl natürlich nur die Füße direkten Bodenkontakt haben, sollten Sie sich vorstellen, wie auch aus Ihrem Unterbauch Wurzeln in die Erde hineinragen. Fehlt es Ihnen an Energie im Bauch-Beckenraum, so wird auch der Kontakt der Fußsohlen zum Boden mangelhaft sein.

Drücken Sie die Knie nicht ganz durch, bleiben Sie elastisch, und spüren Sie, wie Ihr Stand an Stabilität gewinnt, wenn Sie sich vorstellen, daß von Ihren Fußsohlen und auch von Ihren Handflächen aus Wurzeln in die Erde wachsen.

Bleiben Sie eine Weile in dieser Haltung, spüren Sie die Verwurzelung mit der Erde, bleiben Sie bei der Vorstellung, aus Ihren Fußsohlen, Handflächen und Ihrem Unterbauch würden Wurzeln in die Erde wachsen.

Zum Abschluß der Übung öffnen Sie die Augen, lassen die Arme sinken und schließen die Beine.

Hinweis: Je besser Ihr *Stand* ist, desto mehr gewinnen Sie an *Stand*festigkeit, *Stand*haftigkeit und Selb*ständ*igkeit, und außerdem lernen Sie, wie es sich anfühlt, wirklich mit beiden Beinen auf dem Boden zu stehen.

Der *Stand* ist die Voraussetzung für Ihr *Auftreten*, denn tatsächlich spielt das Bewußtsein, sich auf eine gute Basis in der Körpermitte verlassen zu können, auch für Ihr Auftreten eine wichtige Rolle.

Kontakt zur Erde aufnehmen

Auch die folgende Übung wird Ihren Kontakt zur Erde verbessern. Diese schamanistische Übung dient jedoch weniger der Entwicklung der Standfestigkeit, als vielmehr dazu, eine vielleicht verlorengegangene, emotionale Beziehung zur Erde, oder wie es in der indianischen Tradition heißt, zur «Großen Mutter» herzustellen.

Die Übung «Kontakt zur Erde aufnehmen» öffnet den Menschen für das *Wesen Erde*, und sie bereitet ihn darauf vor, sich zum Hüter der Erde zu machen und Frieden mit ihr und der gesamten Natur zu schließen.

Für die Übung legen Sie sich auf den Bauch. Schließen Sie die Augen, verschränken Sie die Hände, legen Sie Ihre Stirn auf die Hände, und entspannen Sie die Füße, Beine, das Becken und den Oberkörper.

Spüren Sie in dieser Haltung in sich hinein. Können Sie den Kontakt Ihrer Fußrücken, Beine und Arme zum Boden spüren? Wird Ihnen auch bewußt, wie Ihr Atem in den Bauch-

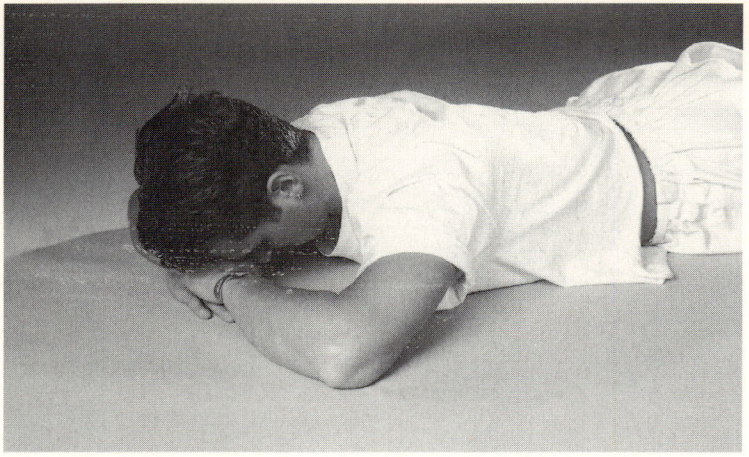

Abbildung 56

raum strömt, und wie die Bauchdecke mit jedem Einatmen gegen die Erde drückt und sich mit jedem Ausatmen löst?

Wenn Sie vollkommen entspannt sind, stellen Sie sich Ihren Bauchnabel als silbern glänzenden Energiekreis vor. Stellen Sie sich weiterhin vor, wie ein silbernes Band von Ihrem Nabel ausgehend in den Mittelpunkt der Erde hineinwächst.

Schenken Sie der Erde Kraft, indem Sie die Kraft Ihrer Zuneigung vom Bauchnabel aus durch das silberne Band in die Erde strömen lassen.

Visualisieren Sie diese Vorstellung so deutlich wie möglich. Bitten Sie die Erde um Verzeihung für all das, was Sie ihr angetan haben mögen, und schenken Sie ihr einen kleinen Teil Ihrer Kraft.

Beobachten Sie, was geschieht. Können Sie eine Reaktion spüren? Spüren Sie, daß die Erde auch Ihnen einen kleinen Teil ihrer Energie schickt? Wenn ja, so lassen Sie den Energieaustausch zu.

Sobald Sie die Übung beenden möchten, lösen Sie sich von Ihrer Vorstellung, indem Sie Ihr inneres Bild langsam verblassen lassen und sich wieder ganz auf Ihr konkretes Körpergefühl konzentrieren.

Spüren Sie noch einmal den Kontakt Ihrer Beine, Ihres Beckens und Ihres Oberkörpers zum Boden, atmen Sie einige Male tief durch, öffnen Sie die Augen, rekeln Sie sich, und beenden Sie die Übung schließlich.

Befreiung der sexuellen und emotionalen Energie

Die nächsten Übungen dienen dazu, Spannungen im Beckenbereich zu lösen. Der von der Natur entfremdete Mensch hat meist kein gutes Verhältnis zu seinem Beckenbereich, denn hier lauern schließlich «gefährliche», «unberechenbare» Kräfte und Triebe, nämlich emotionale Energien und sexuelle Triebe. Und doch kann nur der zu seiner natürlichen Ganzheit finden, der es gelernt hat, seine Gefühle und auch seine sexuellen Kräfte anzunehmen.

Die Ablehnung dieser Energien der Körpermitte führt zu sexuellen und emotionalen Problemen. Darüber hinaus führen Verspannungen im Bauch- und Beckenbereich auch zu Bewegungseinschränkungen, in denen die natürliche Beckenbewegung – das lockere Vor- und Zurückschwingen beim Gehen – zunehmend unmöglich wird.

Diese Übungen werden auch dabei helfen, verbreitete Beckenfehlhaltungen – wie ein nach hinten gezogenes Becken und das damit verbundene Hohlkreuz oder das mit einem Rundrücken und Belastungen der Lendenwirbelsäule verbundene, nach vorne gedrückte Becken – zu korrigieren.

Durch die Übungen werden Sie also einerseits das Becken lockern und Fehlhaltungen beseitigen. Wir werden aber andererseits auch die sexuelle Energie und die Vitalität steigern, die Hüft-, Becken- und Gesäßmuskeln stärken und das Bewußtsein für diesen Bereich verfeinern.

Beckenschaukel

Stellen Sie sich aufrecht hin, die Füße stehen etwas mehr als schulterbreit auseinander, das Gewicht ruht auf den Fußballen, die Hände werden in die Hüften gestützt.

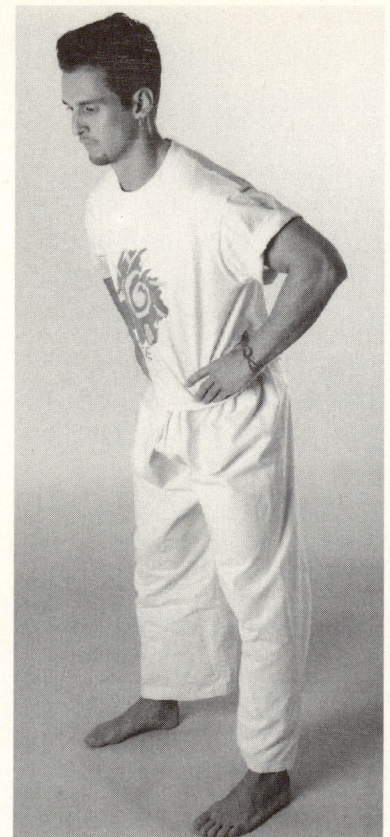 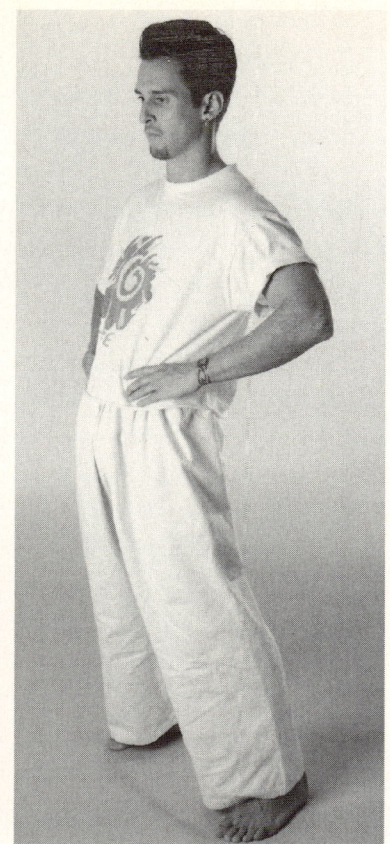

Abbildung 57   *Abbildung 58*

Beginnen Sie aus dieser Position damit, Ihr Becken abwechselnd nach hinten und vorne zu kippen. Während Sie das
Becken nach hinten kippen, gehen Sie ins Hohlkreuz. Stoßen
Sie Ihr Becken dann kräftig nach vorne. Lassen Sie dabei eine
rhythmische Bewegung entstehen, wobei die Bewegung
zunächst sehr langsam, dann allmählich schneller ausgeführt
wird.

Obwohl die Übung durchaus kraftvoll durchgeführt werden
darf, sollten Sie doch die ganze Zeit über locker bleiben.

Achten Sie auf Ihren Atem. Verbindet sich die Atmung mit
der Bewegung, indem Sie beispielsweise einatmen, während Sie

Ihr Becken nach hinten kippen, und ausatmen, während Sie es nach vorne schieben? Spüren Sie auch den Kontakt zum Boden, und gelingt es Ihnen, in den Knien elastisch und nachgiebig zu bleiben?

Nach einigen Schaukelbewegungen des Beckens beenden Sie die Übung, indem Sie die Bewegung allmählich verlangsamen und sie schließlich in der Mitte zum Stillstand bringen.

Lösen Sie die Hände von den Hüften, entspannen Sie sich, und versuchen Sie zu erspüren, ob Ihr Becken nun wirklich in seiner natürlichen Mittelstellung ruht oder ob noch kleine Korrekturen erforderlich sind, die Sie dann nötigenfalls ausführen.

Hinweis: Verbinden Sie sich während der Übung gut mit Ihrer Körpermitte, und beobachten Sie auch, wie sich die Gesäßmuskeln während der Übung abwechselnd an- und entspannen.

Beckenkreisen

Stehen Sie in derselben Stellung wie bei der vorigen Übung. Die Füße stehen parallel zueinander, die Knie sind leicht gebeugt. Legen Sie Ihre Hände wieder in die Hüften, und beginnen Sie ganz langsam, mit dem Becken kleine Kreise zu beschreiben. Während Sie mit dem Becken kreisen, sollten Sie darauf achten, daß Kopf und Oberkörper in der Mittellage bleiben.

Beschreiben Sie zunächst einige langsame Kreise im Uhrzeigersinn, anschließend gegen den Uhrzeigersinn. Können Sie die Bewegung Ihres Beckens spüren? Gelingt es Ihnen, das Becken dabei weitgehend zu entspannen? Werden Ihnen vielleicht auch Schmerzen im unteren Rücken bewußt?

Während Sie das sanfte Kreisen ausführen, sollten Sie Ihren Atem frei fließen lassen und die Bauchdecke soweit als möglich entspannen.

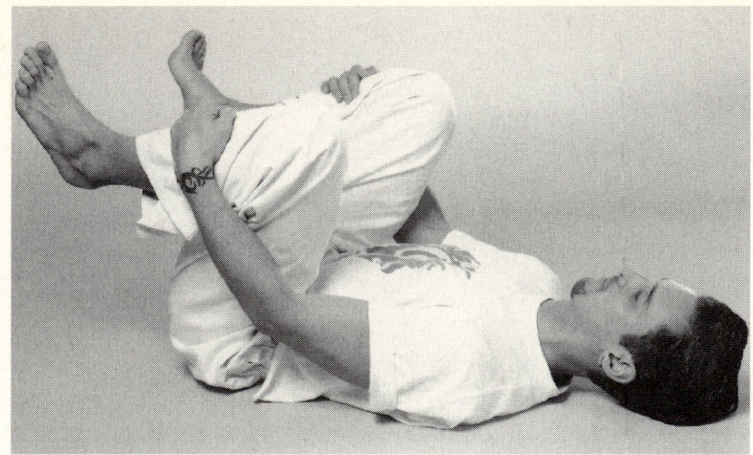

Abbildung 59

Beenden Sie die Übung dann langsam wieder, und beobachten Sie, welche Gefühle und Empfindungen sie wachgerufen hat.

Hinweis: Bauchtänzerinnen können besonders gut ihr Becken frei bewegen. Um diese Bewegung, die nur aus dem Becken heraus erfolgt, geht es auch bei dieser Übung.
Falls Ihnen Blockaden bewußt werden oder Sie Ihr Becken als relativ unflexibel empfinden sollten, so versuchen Sie nicht, dies willentlich zu korrigieren. Bleiben Sie statt dessen entspannt, vor allem auch in den Schultern, und konzentrieren Sie sich auf den Bodenkontakt. Mit der Zeit wird Ihr Becken ganz von selbst flexibler werden.

Sich öffnen

Legen Sie sich auf den Boden, winkeln Sie Ihre Beine an, heben Sie die Füße vom Boden ab, und ziehen Sie die Knie in Richtung Oberschenkel. Umgreifen Sie Ihre Knie mit den Handflächen, und öffnen Sie in dieser Haltung Ihre Beine so weit, bis Sie Ihre Dehngrenze erreicht haben. Entspannen Sie

Ihr Gesicht sowie Ihre Füße und Waden, und beobachten Sie sich in dieser Stellung.

Spüren Sie die Dehnung in den Oberschenkeln? Liegt Ihr gesamter Rücken auf dem Boden auf, und spüren Sie den Bodenkontakt? Gelingt es Ihnen, Ihren Atem in dieser Stellung frei in den Bauch ein- und ausströmen zu lassen? Wie fühlen Sie sich in dieser Stellung?

Nachdem Sie die Stellung eine Weile gehalten haben, beginnen Sie nun damit, kleine Kreise mit dem Becken zu beschreiben. Kreisen Sie zunächst einige Male mit sanften Bewegungen im Uhrzeigersinn, anschließend gegen den Uhrzeigersinn. Dabei sollten auch Ihre Beine in die Kreisbewegungen einbezogen werden.

Spüren Sie, wie das sanfte Kreisen Ihr Becken lockert und wie sich dadurch Verspannungen lösen können? Spüren Sie auch, daß Ihr Atem dabei voller und tiefer wird?

Um die Übung zu beenden, lassen Sie das Kreisen immer langsamer werden. Lösen Sie schließlich Ihre Hände, lassen Sie die Beine sinken, und legen Sie die Arme neben dem Körper ab, um sich zu entspannen und den Wirkungen der Übung nachzuspüren.

Vertrauen, Meditation, Liebe

Es folgen einige meditative Übungen, die eine heilende Wirkung auf die Körpermitte ausüben. Obwohl es sehr günstig ist, die vorherigen Übungen als Vorbereitung für die Meditationen zu benutzen, können Sie auch immer wieder einmal gezielt nur eine der folgenden Übungen einsetzen.

Dies ist vor allem dann sinnvoll, wenn Sie das Gefühl haben, daß Sie Ihre Mitte verloren haben und Sie «ganz außer sich» sind, weil z. B. die Belastungen des Alltags zu groß geworden sind.

Obwohl Sie die Meditationen auch auf dem Stuhl sitzend oder im Fersensitz ausüben können, wäre es doch ratsam, im Schneidersitz zu üben. Noch besser wäre der halbe Yogasitz, bei dem Sie die

Beine verschränken und den rechten Fußrücken auf den linken Unterschenkel legen (oder umgekehrt), während Ihre Handrücken auf den Oberschenkeln ruhen.

Vor allem ist es jedoch wichtig, das Becken so hoch zu lagern, daß Sie aufrecht sitzen können, ohne sich dabei zu verkrampfen. Dazu wird es wahrscheinlich nötig sein, ein festes Kissen oder eine zusammengerollte Decke oder besser noch ein spezielles Meditationskissen unter das Gesäß zu schieben.

Berg-Übung

Setzen Sie sich aufrecht und entspannt hin, legen Sie die Hände auf den Oberschenkeln ab, schließen Sie die Augen, und lassen Sie den Atem kommen und gehen.

Versuchen Sie zunächst, sich ganz auf den gegenwärtigen Augenblick zu konzentrieren. Lassen Sie alle Gedanken an vergangene Ereignisse und an die Zukunft los.

Entspannen Sie sich bewußt in den Schultern und im Gesicht, und spüren Sie in Ihren Bauch hinein.

Stellen Sie sich vor, wie die Kraft in Ihrem Bauch zunimmt, und geben Sie Ihrem Atem immer mehr Platz, so daß er Ihren Bauchraum mit jedem Einatmen ganz füllen kann.

Stellen Sie sich vor, Sie wären ein großer, kraftvoller Berg. Lassen Sie das Bild eines Berges entstehen, das Sie mit einer besonderen Kraft und Erhabenheit verbinden.

Identifizieren Sie sich ganz mit diesem Bild. Spüren Sie die mächtige, breite Basis. Spüren Sie, wie Sie aus der Erde herauswachsen, als wären Sie dieser Berg.

Integrieren Sie das Bild des Berges in Ihr Sitzen. Spüren Sie den Kontakt, die Verwurzelung in der Erde, und werden Sie wie der Berg zu einem Teil der Erde.

Spüren Sie die enormen Kräfte, die es Ihnen von unten aus möglich machen, dem Himmel entgegenzustreben. Spüren Sie die stabile Basis, die die Voraussetzung ist, um sich nach oben zu befreien und bis in den Gipfel zu wachsen.

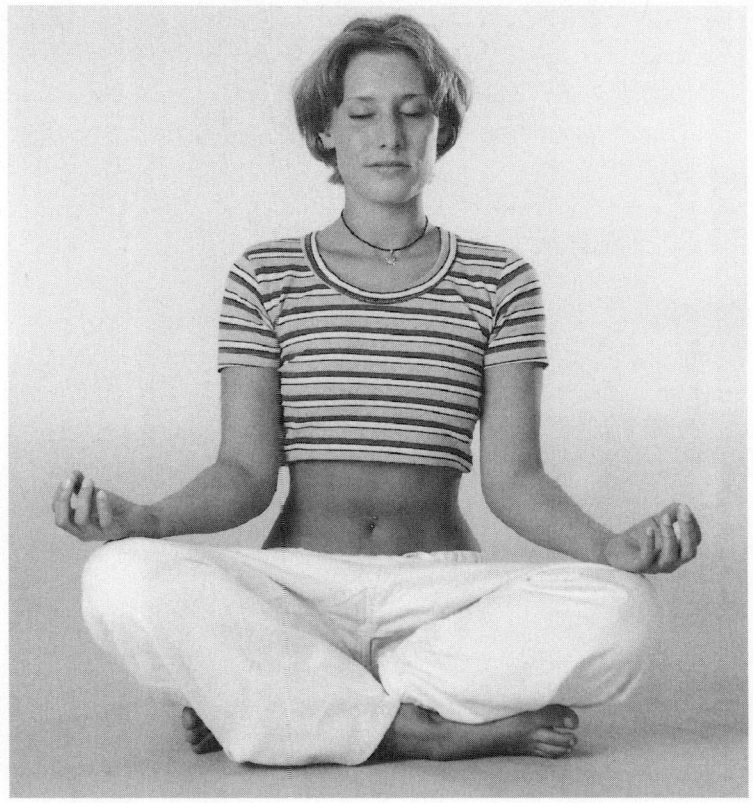

Abbildung 80

Lassen Sie dann die Vorstellung des Berges wieder los, doch bleiben Sie bewußt bei dem *Gefühl*, in sich zu ruhen wie ein mächtiger Berg, unumstößlich und erhaben. Spüren Sie die Kraft im Unterbauch, den Kontakt zur Erde und die Wachheit im Geist, die eine natürliche Folge der rechten Basis ist.

Bleiben Sie einige Minuten in diesem Bewußtsein. Beenden Sie die Übung dann, indem Sie wieder bewußt in Ihren Körper hineinspüren. Spüren Sie Ihre Oberschenkel, den Bauch, die Schultern und den Kopf. Atmen Sie einige Male tief durch, bewegen Sie die Finger und Zehen ein wenig, und öffnen Sie dann die Augen.

Hinweis: Um das Gefühl einer starken Basis zu entwickeln, können Sie nun ein inneres Bild verwenden. Hier wird Ihnen die Übung mit dem Bild eines Berges beschrieben, Sie können aber auch ein «Baum-Bild» oder ein «Pyramiden-Bild» wählen.

Farbvisualisierung

Die folgende Meditation arbeitet mit der Vorstellung von Farben, die den Chakras (siehe Kapitel «Esoterische Bauchgeheimnisse») entsprechen.

Setzen Sie sich aufrecht hin, und schaffen Sie die nötigen Voraussetzungen für die Bewußtseinsübung, wie sie in der vorigen Übung beschrieben wurden. Beachten Sie also vor allem die richtige Haltung, die freie Atmung und die Konzentration auf das Hier und Jetzt (s. S. 184 f.).

Wenn Sie in Ihrem Zentrum zur Ruhe gekommen sind, so stellen Sie sich vor, wie Sie Energie aus der Erde aufnehmen. Visualisieren Sie ein rotes Licht oder einen roten Strahl, der aus der Erde in den Bereich Ihrer unteren Wirbelsäule in der Höhe des Steißbeins hineinstrahlt.

Atmen Sie entspannt weiter, während Sie sich vorstellen, wie ein kleiner roter Lichtstrahl um Ihre Wirbelsäule kreist und dabei allmählich größer und größer wird.

Spüren Sie diese Lichtenergie im unteren Bereich der Wirbelsäule, und fühlen Sie auch die angenehme Wärme, die sich von unten ausgehend in Ihrem gesamten Becken verteilt.

Lassen Sie es zu, daß sich der rote Lichtstrahl spiralförmig nach oben bewegt. Während er die Höhe Ihres Bauchnabels erreicht, verwandelt sich das dunkle Rot in ein leuchtendes Orange. Spüren Sie, wie das orange Licht Ihren ganzen Bauch erfüllt, und stellen Sie sich vor, daß sämtliche organischen Störungen und psychischen Blockaden in diesem Bereich aufgelöst werden.

Lassen Sie den Lichtstrahl nun noch weiter nach oben wandern und dabei einen zunehmend gelben Farbton annehmen. Stellen Sie sich vor, daß sich das orange Licht in ein gelbes Licht verwandelt, während es sein Zentrum in den Bereich Ihres Magens beziehungsweise Oberbauches verlagert.

Spüren Sie, wie sich das gelbe Licht im gesamten Oberbauch ausbreitet, wie der gesamte Magen durchstrahlt und dabei alle Störungen in diesem Bereich harmonisiert und geheilt werden.

Konzentrieren Sie sich noch einige Minuten auf das wohltuende, warme, gelbe Licht, das sich in Ihrem ganzen Körper ausbreitet und dabei alle Organe mit heilender Energie durchflutet. Lösen Sie sich dann langsam von dieser Vorstellung, indem Sie das Licht allmählich kleiner werden lassen. Bedanken Sie sich bei der Erde dafür, daß sie Ihnen einen Teil ihrer Energie geschenkt hat.

Kommen Sie dann wieder ganz in Ihren Körper zurück. Spüren Sie den Kontakt zur Erde, spüren Sie Ihre aufgerichtete Wirbelsäule, Ihre Schultern, den Bauch und die Beine. Öffnen Sie die Augen, strecken Sie sich durch und beenden Sie die Meditation.

Überfließen

Die letzte Übung ist darauf ausgerichtet, die Kräfte aus der Körpermitte zu transformieren, sie in Liebe zu verwandeln und diese Liebe in die Welt fließen zu lassen.

Setzen Sie sich aufrecht und entspannt hin, und beachten Sie die nötigen Voraussetzungen für die Meditation, wie sie in der «Berg-Übung» beschrieben wurden, also vor allem die richtige Haltung und Entspannung der Schultern und des Gesichts (s. S. 184).

Nehmen Sie sich ausreichend Zeit, sich ganz in Ihrem Hara niederzulassen. Spüren Sie den Kontakt zum Boden. Beobachten Sie, ob Sie in Ihrem Körper noch irgendwelche Anspan-

nungen spüren. Wenn ja, so lassen Sie sie mit dem Ausatmen
los.

Konzentrieren Sie sich auf die Kraft Ihres Zentrums. Geben
Sie mit jedem Ausatmen bewußt etwas Kraft in den Tan-Tien,
in das Zentrum des Bauches, das sich wenige Fingerbreit unterhalb des Bauchnabels in der Körpermitte befindet.

Sammeln Sie die Kraft in diesem Bereich. Spüren Sie, wie
Sie von hier aus mit der Erde verbunden sind und wie Sie mit
ihr kommunizieren können. Werden Sie sich auch der Tatsache
bewußt, daß die Erde, die «Große Mutter», Ihnen ständig
Energie, Kraft und Geborgenheit schenkt.

Nehmen Sie diese Kräfte dankbar an, und spüren Sie, wie
diese Kräfte in Ihrer Körpermitte wachsen können. Dazu
benötigen Sie aber keinerlei Willensanstrengung. Es genügt,
entspannt und wach zu bleiben.

Wenn Sie das Gefühl haben, daß sich die Kraft in Ihrem
Hara vermehrt hat, so ziehen Sie diese Energie in Ihrer Vorstellung nach oben in ihren Herzbereich. Lassen Sie die Energie
der Erde also durch Ihren Tan-Tien nach oben bis in die Mitte
Ihrer Brust «wandern».

Stellen Sie sich nun vor, wie sich die Lebensenergie durch
die Kraft Ihres Herzens in reine, selbstlose Liebe verwandelt,
und senden Sie diese Liebe in die Welt.

Sie können die Übung auch mit Ihrem Atem verbinden.
Nehmen Sie dazu mit jedem Einatmen Energie aus der Erde
auf, die Sie in Ihre Körpermitte und von dort aus in Ihr Herzzentrum strömen lassen, wo sie sich ganz von selbst in Liebes-
energie verwandelt. Mit der Ausatmung stellen Sie sich vor,
wie Sie diese Energie nach außen strömen lassen.

Sie können diese Energie durch die Kraft der Vorstellung zu
Menschen schicken, von denen Sie das Gefühl haben, daß sie
Ihrer Liebe bedürfen. Ebenso können Sie die Energie in die
Welt strömen lassen, wo sie alle Wesen gleichermaßen erreichen
kann. Nehmen Sie dazu immer wieder Kraft aus der Erde auf,
lassen Sie sie in Ihr Herzzentrum fließen und sich von dort aus
über die gesamte Erde verströmen.

Um die Übung zu beenden, lösen Sie sich langsam wieder von der Konzentration auf die innere Vorstellung. Kehren Sie wieder in den konkreten Raum und in Ihren Körper zurück. Spüren Sie nochmals den Kontakt zum Boden, die Schwere Ihrer Muskeln und Ihren Atem. Atmen Sie schließlich einige Male tief durch, und öffnen Sie dann die Augen, um «leibhaftig» in die Welt zurückzukehren.

Esoterische Bauchgeheimnisse

Der Bauch als dreifache Mitte

Die Beschäftigung mit dem Bauch erfolgte in den vorangegangenen Kapiteln vorwiegend unter körperlich-gesundheitlichen sowie psychologischen Aspekten. Im folgenden stehen die esoterischen Bedeutungen der Körpermitte im Vordergrund. Das Leben läßt sich natürlich nicht in einen körperlichen, einen seelischen und einen esoterischen Anteil trennen. Um einen wirklichen Einblick in diese Zusammenhänge in bezug auf das Thema «Bauch» zu erhalten, ist es nötig, das Leben beziehungsweise den Menschen als ein Ganzes zu betrachten.

Natürlich kann man unterschiedliche Aspekte einzeln beleuchten, doch darf man dabei nicht vergessen, daß es im Grunde nicht wirklich eine rein körperliche, eine psychologische oder esoterische Beschäftigung mit unserer Körpermitte gibt. Vielmehr kommt es immer darauf an, wo der einzelne seine Prioritäten setzt.

Versucht man beispielsweise bei der Bauchmassage, die Mitte seines Partners zu spüren, um ihn dadurch etwas besser kennenzulernen, kann man sich dabei auf den körperlichen Aspekt seines Bauches konzentrieren und auf Spannungszustand, Wärme, Umfang usw. achten.

Genauso kann man aber versuchen zu spüren, welche Emotionen der Partner unterdrückt und wie sich Hemmungen, Ängste oder ungelebte Bedürfnisse in seinem Bauch widerspiegeln.

Und schließlich kann man versuchen, mit dem tieferen Wesen des Partners in Verbindung zu kommen, in einen Energieaustausch zu treten oder ihn durch die Berührung dazu anzuregen, Kontakt zu seinem innersten Sein aufzunehmen, das jenseits von Raum und Zeit existiert und dem esoterischen Bereich zuzuordnen ist.

In den bisherigen Ausführungen und Übungen wurde das ein oder andere «esoterische Geheimnis» über Ihren Bauch schon gelüftet.

So wurde im praktischen Teil bereits viel von Energien und Kraftzentren gesprochen, von den Meridianen, Tsubos und Reflexzonen. Auch in den «Übungen der Mitte» war schon von einer spirituellen Ökologie, der liebevollen Verbindung zur Erde und von Hara die Rede.

Hara, Tan-Tien und Chi-Kraft

Der Begriff Hara steht mit der buddhistischen Tradition und dabei insbesondere mit *Za-Zen*, der stillen Meditation, in Zusammenhang. Betrachtet man Skulpturen und Bilder, die aus dieser Tradition stammen, so fällt oft die Kraft des in der Meditation sitzenden Mönchs oder des erleuchteten Buddha auf – eine Kraft, die davon überzeugt ist, daß hier ein Mensch seine Mitte gefunden hat und ganz in seinem Hara ruht.

Bei diesen Skulpturen und Bildern wird übrigens selten versucht, eine üppige Körpermitte zu vertuschen. Ganz im Gegenteil, es gibt viele Zeichnungen und Gemälde, in denen der Bauch des Buddha betont wird. Dahinter steckt jedoch weniger eine ästhetische Idee als vielmehr der Versuch, die Bewußtheit und Kraft in der Körpermitte, Hara, optisch darzustellen.

Tatsächlich ist Hara auch die Voraussetzung für die Entwicklung höherer Zentren, wie der liebenden Herzenergie oder der geistigen Klarheit, ohne die keine Erleuchtung denkbar wäre.

So beschäftigt sich auch das «Tao te King» von Lao Tse in wunderbarer Weise mit der Natur und der Erde, wobei deutlich wird, daß das bewußte Leben auf der Erde alle Möglichkeiten für Erfahrungen, und zwar für transzendentale, anzubieten hat – sofern es verstanden wird im Einklang mit dem Tao und so auch mit den Gesetzen der Natur zu leben.

Der Bauch, die Erde – das sind die Bereiche, von denen ausgehend man seine Probleme lösen und zur Selbsterkenntnis gelangen kann. Wer allzugern bereit ist, sich in die Welten der Engel hinaufzuschwingen und dies auch allzufrüh tut, der wird, wenn er ehrlich zu sich selbst ist, eingestehen müssen, daß er im Grunde auf der Flucht vor seinen Problemen ist, die er «unten» nicht zu lösen vermag.

Der Mensch kann seine Schwäche schwerlich überwinden, wenn er nicht in Kontakt zu seiner Körpermitte, zu seinem Hara steht und nicht ein Gefühl des Vertrauens und der Geborgenheit in seiner eigenen Mitte findet, auch wenn die ein oder andere esoterische Strömung oder Sekte dem verunsicherten, suchenden Menschen in Aussicht stellt, die Erlösung finden zu können, ohne sich selbst zu finden.

In taoistisch und buddhistisch orientierten Religionen und esoterischen Schulen des Ostens wird immer wieder auf die Bedeutung der Erdverbundenheit und der guten Verbindung zu seinem eigenen Zentrum aufmerksam gemacht.

Dabei ist nicht nur von Hara, sondern oft auch von *Tan-Tien* (China) beziehungsweise *Tanden* (Japan) die Rede. Diese Begriffe bezeichnen ein Energiezentrum in der Körpermitte. Dieser «Urquell der Energie» liegt zwei bis drei Fingerbreit unterhalb des Bauchnabels in der Bauchmitte.

Es gibt verschiedene Übungswege, bei denen sich der Übende auf diesen Punkt konzentriert, und wer schon einmal einen T'ai-Chi- oder Qi-Gong-Kurs (chinesische Atemgymnastik) gemacht hat, hat die Aussage, daß die Lebensenergie im Tan-Tien produziert wird, vielleicht auch schon am eigenen Körper erfahren.

Tatsächlich weisen viele Übende immer wieder darauf hin, daß der Tan-Tien als Energiezentrum in der Übung durchaus erfahrbar wird, wobei die Chi- oder Ki-Kraft, die reine Lebensenergie, teils durch Licht-, teils durch Wärmeempfinden erfahren wird. Dabei bildet der Tan-Tien das Zentrum, aus dem die Chi-Kraft entspringt und von wo aus sie sich im ganzen Körper verbreitet.

Von Sufis und Schamanen

Natürlich haben nicht nur Japaner und Chinesen Erfahrungen mit der Körpermitte als Zentrum der Energie gemacht. In allen Völkern haben sich zu allen Zeiten geheime Schulen mit diesen Gesetzen befaßt, und je nach religiöser und kultureller Prägung haben sie die oftmals gleichen Phänomene unterschiedlich benannt. Aber auch die Weisheit des einfachen Volkes nimmt die Energie des Bauches durchaus ernst.

Im Kaukasus gibt es beispielsweise einige Völker, in denen die Rate der über Hundertjährigen erstaunlich hoch ist. Sucht man nach Ursachen für diese überdurchschnittliche Lebenserwartung, so wird man unter anderem entdecken, daß in den entsprechenden Gebieten eine traditionelle Massage gepflegt wird, bei der der Bauch täglich mit Blättern und groben Tüchern abgerieben wird, um die Lebenskraft zu wecken.

Aber nicht nur in naturverbundenen Völkern, auch in sämtlichen esoterischen Kulturen, in den Geheimlehren der Rosenkreuzer, den Traditionen der Schamanen und der Sufis findet man Rituale, Meditationen, Übungen und Gebete, die von einem Bewußtsein der Energie in der Körpermitte zeugen.

Die islamische Mystik etwa, die ihren Höhepunkt in der Bewegung des Sufismus erreicht hat, kennt ekstatische Techniken, durch die der Sufi sich auf die Suche macht, den Weg zu Gott zu finden.

Aus den Schülerkreisen der Sufimeister bildeten sich ab dem 12. Jahrhundert Orden wie etwa der bekannte Derwischorden, in denen die Derwische – islamisch orientierte Mystiker – durch asketische Übungen und geistige Versenkungen die mystische Vereinigung mit Gott anstrebten.

Die Betonung der Körpermitte als Voraussetzung für die mystische Vereinigung ist beim Wirbeltanz der Derwische ebenso offensichtlich wie bei dem in sich ruhenden Dschelaleddin Rumi, dem islamischen, am Sufismus orientierten Mystiker und Dichter.

Auch im Schamanismus, der ältesten spirituellen Tradition, wird die Körpermitte in den Mittelpunkt verschiedenster Rituale und Übungen gestellt. Der Schamanismus vertritt die Auffassung, daß alles Sein miteinander in Verbindung steht und voneinander abhängig ist.

Die Schamanen, Heiler, Zauberer und weisen Männer und Frauen alter Jägergemeinschaften, vor allem aber auch indianische

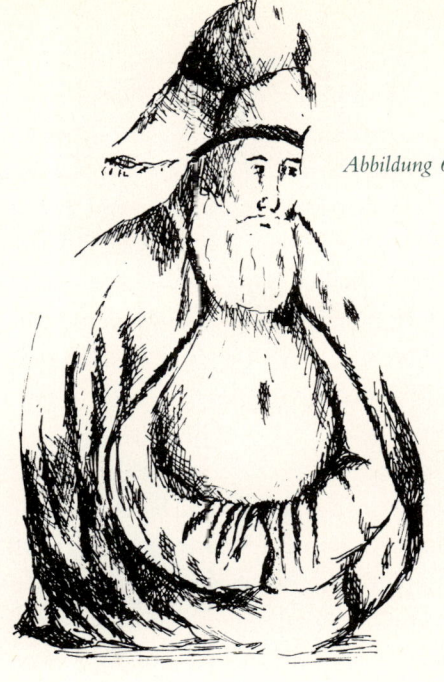

Abbildung 61 Dschelaleddin Rumi **195**

Medizinmänner betonten seit jeher, daß die Erde als lebendiges Wesen und Mutter anzusehen sei.

In diesen Traditionen wurden deshalb schon immer Rituale ausgeführt, die dabei helfen sollten, die Verbindung zur eigenen Mitte herzustellen, um sich dann auch mit der Erde verbinden zu können. Im Übungsteil wurde bereits eine schamanistische Übung besprochen, die auf der Vorstellung beruht, daß eine silberne «Nabelschnur» den Menschen mit der Erde verbindet.

Leider ist es für die meisten Menschen von heute sehr schwierig geworden, sich den Kräften der Erde zu öffnen. Schamanistische Techniken, die den Anbau von Pflanzen, das Berühren von Bäumen und Gras und das stille Sitzen in der Natur einschließen, wären für die Heilung des durch Zivilisationseinflüsse erkrankten Menschen unbedingt zu empfehlen, da die Beziehung zur Erde maßgeblich an jeder wirklichen, sprich ganzheitlichen Heilung von Körper, Seele und Geist beteiligt ist.

Der Nabel

In schamanistischen Traditionen hatte der Nabel eine besondere Bedeutung, da die Schamanen davon ausgingen, über eine unsichtbare Nabelschnur, die ein kleines Stück unterhalb des anatomischen Nabels entspringt, mit der Erde und damit mit dem «Geist der Großen Mutter» verbunden zu sein. (Hier besteht übrigens eine erstaunliche Parallele zur östlichen Tan-Tien-Theorie.)

Aber auch im Hesychasmus, dem orthodoxen Mönchtum der Ostkirche, steht der Nabel im Mittelpunkt der religiösen Übung, woher auch der Begriff der Omphaloskopie, der meditativen Betrachtung des eigenen Nabels, bekannt ist.

In allen Völkern und zu allen Zeiten übte der Bauchnabel anscheinend eine besondere Faszination aus. Schon im alten Ägypten war der Nabelring ein Zeichen der Pharaonen, und auch in der indischen Mythologie spielte der Nabel eine besondere Rolle. So besteht hier beispielsweise die Vorstellung, daß aus Vishnus Bauchnabel ein Lotos erwächst, der als Frucht den Schöpfergott Brahma hervorbringt, was den Beginn eines neuen Weltzeitalters symbolisiert. Hingegen betrachteten die alten Griechen den Omphalos (Nabel) zeitweise als Phallus, in anderen Perioden als Uterus. Sie bestimmten in Delphi zudem ihren heiligen Omphalos als Nabel der Erde, symbolisiert durch den Omphalos-Stein, und auch andere Völker wie etwa die Römer, die Araber oder Japaner kannten die Vorstellung von einem Mittelpunkt als geographisches, aber auch seelisch-geistiges Zentrum der Erde.

Der Nabel symbolisiert jedoch in erster Linie Lust und Leben, vor allem den Ursprung des Lebens. In der Tat verbindet der Mensch den Nabel seit jeher mit seinem Ursprung. Schließlich repräsentiert der Bauchnabel die Verbindung zur Mutter, eine Verbindung, durch die der Fötus vor der Geburt mit Nahrung und Sauerstoff versorgt wird.

Der Nabel erinnert jedoch auch an einen anderen Ursprung, denn er verbindet leibliche Wesen nicht nur mit der leiblichen Mutter, sondern seelische Wesen auch mit der «Großen Mutter», dem mütterlichen Aspekt des Kosmos.

Die Verbindung zur leiblichen Mutter wird in einer bestimmten Phase der menschlichen Entwicklung oft als beengend empfunden. In diesem Zusammenhang ist dann meist vom Abnabelungsprozeß die Rede, der dem Individuum auf dem Weg in die Freiheit nicht erspart bleiben kann.

Wenn dieser Prozeß Schwierigkeiten bereitet, ist es oft sinnvoll, über seinen Nabel mit der mütterlichen Energie im Kosmos in Kontakt zu treten. Diese mütterliche Energie wird in Form von Wärme, Geborgenheit und Vertrauen zu einer erfahrbaren Qualität, die für alle Entbehrungen der Kindheit entschädigen kann. Die spirituelle Annabelung an die «Große Mutter» wird übrigens um so wichtiger, je notwendiger die psychologische Abnabelung von der leiblichen Mutter geworden ist.

Die Bauch-Chakras

Der Begriff der Chakras stammt aus der indischen Yogatradition. Nach der Yogalehre gibt es sieben Hauptchakras, die nicht materiell, sondern feinstofflich sind und sich daher weniger im leiblichen Körper als vielmehr im Feinstoffkörper befinden.

Die sieben Chakras liegen entlang der Wirbelsäule, doch wie gesagt liegen sie nicht wirklich in der Wirbelsäule als vielmehr auf der Höhe bestimmter Abschnitte.

Das Sanskritwort *Chakra* heißt wörtlich übersetzt «Rad, Kreis» oder besser «Wirbel» und bezieht sich im übertragenen Sinne auf verschiedene Bewußtseinszentren beziehungsweise Zentren der Energie. Nach der Chakratheorie befinden sich die Chakras in ununterbrochener Bewegung. Sie dienen der Aufnahme und Transformation bestimmter Energien und können je nach Entwicklungsstand des Menschen klein und dumpf oder groß und strahlend sein.

Die Arbeit mit den Chakras dient der Entwicklung und Förderung verschiedener Persönlichkeitsaspekte, wobei Meditierende, die sich mit den Chakras beschäftigen, oft von Licht- und Farberfahrungen sprechen.

Wie wichtig die Körpermitte auch in diesem Zusammenhang ist, wird daran deutlich, daß auch im Yoga betont wird, daß *zuerst* die unteren Chakras entwickelt werden müssen, bevor man sich an höhere Sphären wagen sollte. Die unteren Chakras sind die Chakras im Bauch, nämlich das Wurzel-, Sakral- und Nabelchakra, deren Eigenschaften im folgenden kurz beschrieben wird.

Anhand der klassischen Zuordnung der Chakras zu Farben, Organen und Bereichen der Persönlichkeit wird nochmals deutlich, wie wichtig es ist, an der Erweckung der Bauch-Kräfte zu arbeiten, um dadurch auch harmonisierend auf das eigene Leben einzuwirken.

Muladhara-Chakra

Das Muladhara-Chakra wird auch als Wurzel- oder Basischakra bezeichnet und kreist auf der Höhe des Steißbein- beziehungsweise Dammbereichs. Ist dieses Chakra durch die gute Verbindung zur Erde deutlich ausgeprägt, durchstrahlt seine Energie den gesamten Beckenboden.

Das Muladhara-Chakra ist für die reibungslose Funktion der Nieren, Nebennieren und Ausscheidungsorgane verantwortlich. Nieren-, Blasen-, aber auch Prostataleiden könnten auf eine Störung dieses Chakras deuten. Der Wirkungsbereich des Wurzelchakras umfaßt aber auch das zentrale Nervensystem, die Wirbelsäule und die Genitalien.

Das Muladhara-Chakra hängt mit elementaren Trieben zusammen, es steuert den Willen zum Leben und zum Überleben wie auch die Kraft zur Selbsterhaltung.

Der Wille zum Sein und die Selbsterhaltung sind die positiven Aspekte dieser Energieform, die auch mit den rhythmischen Aspekten der Natur, der Materie und der Erdverbundenheit zusammenhängt.

Wird sich der Mensch der Energie seines Wurzelchakras bewußt, überwindet er die dunklen Aspekte der Trägheit, wie auch Lebens- und Todesängste und findet zu innerer Sicherheit, Gelassenheit und zu seinem Urvertrauen zurück.

Die Farbe dieses untersten Chakras ist Rot oder Karminrot, sein

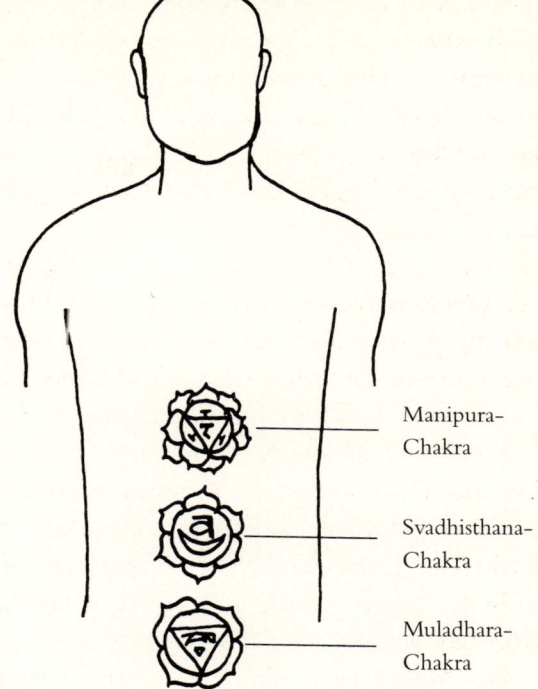

Manipura-
Chakra

Svadhisthana-
Chakra

Muladhara-
Chakra

Abbildung 62

Element ist die Erde, und es hängt mit dem Geruchssinn zusammen.

Svadhisthana-Chakra

Das Svadhisthana-Chakra wird zuweilen auch als Sakral- oder Geschlechtschakra bezeichnet, und es befindet sich auf der Höhe des Kreuzbeins beziehungsweise in der Schambeingegend.

Das Svadhisthana-Chakra beeinflußt die Funktion der Keimdrüsen und der Geschlechtsorgane, und es ist für den gesamten Unterleib verantwortlich. Ist das Sakralchakra, das auch mit dem Flüssigkeitshaushalt und dem Blutdruck zusammenhängt, mangelhaft ausgebildet, kann es leicht zu Krankheiten der Geschlechts- und Ausscheidungsorgane, zu Kreuzschmerzen, aber auch zu Blut-, Lymph- und Nervenerkrankungen kommen.

Als Sexualzentrum sorgt ein starkes Sakralchakra dafür, daß die vitalen Energien, die Sexualität, die Instinkte, die der Arterhaltung dienen, die Zeugungskraft und das Körperbewußtsein gestärkt, aber zugleich auch harmonisiert werden, so daß die «dunklen Seiten» der Triebhaftigkeit, der Aggressionen, der Lustabhängigkeit und der Begierden keinen zu starken Einfluß auf den Menschen nehmen können.

Die Farbe des Svadhisthana-Chakra ist Rot, und es hängt mit dem Element Wasser und mit dem Geschmackssinn zusammen.

Manipura-Chakra

Das Manipura- oder Nabelchakra hat sein Zentrum im Bereich der Lendenwirbelsäule, und es kreist um den Nabel. Dieses Chakra beeinflußt vor allem den oberen Bauchbereich, den Magen, den Solarplexus und die Bauchspeicheldrüse, und es ist für die Verdauung wie auch für das vegetative System verantwortlich.

Durch mangelnde Verbindung zum Nabel- und oberen Bauchbereich kann ein schwaches Manipura-Chakra zu Magen-, Leber- und Bauchspeicheldrüsenerkrankungen, aber auch zu Rückenschmerzen im Bereich der Lendenwirbelsäule führen.

Das Nabelchakra bildet das Zentrum des Gefühls, und seine positiven Aspekte wie Ichgefühl, Mitgefühl, soziales Bewußtsein oder Liebesfähigkeit können negative Seiten wie Selbstmitleid, Eifersucht, Neid, cholerisches Temperament oder auch Gefühlskälte überwinden.

Die Farbe des Manipura-Chakra ist Gelb, sein Element ist das Feuer, und es steht mit dem Sehsinn in Zusammenhang.

Obwohl es spezielle Techniken gibt, die dazu dienen, die Chakras zu erwecken, ist unbedingt davon abzuraten, hier ohne Anleitung vorzugehen. Nur nach entsprechender Vorbereitung und unter Aufsicht eines erfahrenen Lehrers dürfen diese Übungen praktiziert werden, da es sonst allzu leicht zu ungewollten, durchaus unangenehmen Wirkungen in körperlicher und psychischer Hinsicht kommen kann.

Wenn Sie sich im Rahmen der genannten Vorschläge mit der Bauchmassage und den «Übungen der Mitte» beschäftigen, werden Ihre Chakras ganz von selbst und auf sanfte Weise aktiviert und gestärkt.

Mit der Zeit werden Sie bemerken, wie sich Ihre vitalen Kräfte erhöhen, sich Ihre Verbindung zur Erde verbessert, wie die Funktion Ihrer Geschlechts- und Ausscheidungsorgane harmonisiert wird und wie Sie Mitgefühl und soziales Interesse entwickeln.

Doch dazu sind keine gefährlichen mystischen Techniken notwendig, da diese Qualitäten sich als eine natürliche Folge der Beschäftigung mit der eigenen Mitte von selbst einstellen.

Was der Bauch sagen will

Nicht zufällig befindet sich im Bereich der Körpermitte auch jener Ort, an dem die Vereinigung mit der materiellen Außenwelt stattfindet – denn nichts anderes ist ja der Verdauungsvorgang. Wenn man Nahrung zu sich nimmt, verleibt man sich damit ein Stück der Außenwelt ein.

Doch damit ist es noch nicht getan – wenn man Nahrung aufnimmt, aber nicht verdaut, wenn also etwas für einen unverdaulich ist, dann wird einem übel und man übergibt sich. Vielleicht überwindet man sich aber auch, verdaut dann jedoch das Aufgenommene nicht wirklich – man spürt Schmerzen in seinem Bauch, fühlt einen unangenehmen Druck, spürt Blähungen, und so manches stößt einem sauer auf.

Und auch die Abgabe des für den Menschen unnützen Ballastes ist oft mit Problemen verbunden: Er kann nichts von sich geben, leidet an Verstopfung oder hat Schwierigkeiten damit, zur rechten Zeit loszulassen, so daß er Durchfall bekommt.

Der Mensch ist es gewohnt, all diese Vorgänge lediglich unter dem materiellen Aspekt zu betrachten. Doch der Bauch ist eben nicht nur sein materielles, sondern auch sein energetisches und spirituelles Zentrum.

Kopf, Herz *und* Bauch bilden erst den ganzen Menschen. Doch während es einem meist leichtfällt, auf den Kopf zu hören, hat man zu seinem Herzen, seinen Gefühlen und zu seinem Bauch, dem Ort der vitalen Kräfte, Instinkte und Emotionen, weit weniger Vertrauen. Dabei hat der Bauch viel zu sagen. Verdrängt man die Botschaften, die der Bauch mitteilen will, so wird der Bauch deutlichere Signale, in Form von Krankheitssymptomen, senden.

Im Bauch findet die Verbindung zur Außenwelt statt. Doch ist der Bauch natürlich nicht der einzige Bereich, mit dem Kontakt zur Außenwelt aufgenommen und zu einem Teil des Selbst gemacht wird – auch die Sinnesorgane haben diese Aufgabe. Während die Sinne jedoch die Informationen aus der Außenwelt vorwiegend *ko-*

gnitiv-geistig verarbeiten, findet im Bauch eine *emotional-materielle* Umwandlung und Aneignung statt.

Über die materielle Verbindung soll hier nicht weiter gesprochen werden; der Vorgang der Verdauung im materiellen Sinne ist bekannt. Was hingegen weniger bekannt, jedoch äußerst interessant und von großer Bedeutung für die Entwicklung ist, ist die Tatsache, daß sich im Bauch viele Emotionen, Ängste und Bedürfnisse widerspiegeln. Insbesondere Beschwerden, die im Umfeld des Zentrums auftreten, haben ihre Wurzeln letztendlich in emotional-psychischen Konflikten und Problemen, die nicht verarbeitet, sondern verdrängt und unterdrückt wurden.

Dem Körper wohnt eine tiefe, natürliche Weisheit inne; eine Weisheit, die zu leiten vermag, die hilft, Potential zu verwirklichen und Bestimmungen zuzuführen. Aufgrund dieser Weisheit werden deutliche Signale erhalten, man erfährt, wie man sein Leben besser, freudiger, lebendiger, wertvoller und *heil*samer gestalten kann – es gilt nur zu lernen, zuzuhören und die Botschaften des Körpers zu verstehen.

Die Botschaften des Körpers sind zunächst sehr leise. Man spürt ein leichtes Kribbeln, hat «Schmetterlinge im Bauch», wenn man angenehm erregt ist, der Bauch zieht sich zusammen, wenn man Angst verspürt und man hat «Schiß». Wenn man jedoch Ärger «hinunterschluckt», wenn man seine Gefühle im Bauch hat und sie dort nicht mehr herausläßt, wird sich die innere Weisheit des Körpers deutlicher äußern: in Form von Krankheitssymptomen. Symptome treten aber auch im umgekehrten Fall auf: wenn man sich gegenüber der Umwelt nicht angemessen abgrenzen kann, wenn man sich Unverdauliches einverleibt, das jedoch noch nicht wirklich verinnerlicht werden kann.

Oft wird davon gesprochen, daß man eine Krankheit bekommt oder sie einen befällt – so, als ob man etwas hinzubekäme. Doch ist es nicht gerade umgekehrt? Ist nicht jede Krankheit ein Fehlen? «Wenn man krank ist, fehlt einem etwas»: diese Wendung weist auf die Zusammenhänge hin. Ist man krank, fehlt einem etwas, und dieser Fehler führt einem seine innere Weisheit als Krankheitssymptome vor Augen.

Es erfordert sicherlich ein Umdenken, wenn man von der materiellen Sichtweise, mit der man in seiner Kultur von Kindheit an vertraut gemacht wurde, abweicht und versucht, Krankheiten nicht in erster Linie als materielles, sondern als symbolisches und emotionales Geschehen zu sehen. Doch der Gewinn, den dieser Perspektivwechsel beschert, ist gewaltig: Wenn man lernt, die Sprache des Körpers zu verstehen und die Symbolik, in der er sich ausdrückt, zu entschlüsseln, hat man nicht nur ein tieferes Verständnis der Zusammenhänge von Körper, Seele und Geist, von den Beziehungen zwischen dem Innen und dem Außen gewonnen; man hält dann auch den Schlüssel zu den verborgenen Kräften in der Hand – und nicht zuletzt bekommt man die Chance, über die Lektionen, die die Weisheit des Körpers einem erteilt, zu einer wahren Haltung und inneren Gesundheit zu finden.

Die Sprache der Bauchorgane

Die Botschaften, die der Bauch gibt, sind erstaunlich deutlich differenziert. Jedes Organ hat seine ihm eigene «Ausdrucksweise», und jedes Symptom hat seine eigene Bedeutung.

Im Bauchraum befinden sich vor allem die Verdauungsorgane; sie nehmen den überwiegenden Platz im Bauch ein. Hier gibt es bereits Zusammenhänge: Der Bauch als das Zentrum des Menschen und der Bauch als Ort der Verdauung – die Verbindung zwischen dem Zentrum und der Materie findet im Bauch statt.

Das psychologische «Thema» der Verdauung ist denn auch das Problem der angemessenen Kommunikation mit der emotionalen Außenwelt. Was nimmt man in sich auf, «verleibt man sich ein», was kann man verarbeiten, also «verdauen», und inwiefern hält man an unnötigem Ballast fest oder kann loslassen? Alle diese Fragen kann der Bauch beantworten – doch aufmerksam zuhören und verstehen und sich verändern muß jeder selbst.

Magen

Im Magen stoßen zwei Kräfte aufeinander, die sich im Idealfall die Waage halten: der schützende Schleim der Magenwand und der aggressive Verdauungssaft. Magenbeschwerden kommen zustande, wenn das Gleichgewicht dieser Kräfte gestört ist, wenn sich also entweder zuviel Aggressivität – zuviel Säure – oder zuwenig Selbstschutz – schützender Schleim – im Magen manifestieren.

Die Zuordnungen «zuviel» und «zuwenig» sind natürlich immer relativ. Bei einem Mangel an Selbstschutz wird schon eine geringe Aggression verletzen, und bei einer übermächtigen Aggression kann auch ein starker Selbstschutz versagen. Es kommt also auf das lebendige Gleichgewicht beider Aspekte an.

Das Grundthema des Magenkranken heißt: Durchsetzen.

Auf den ersten Blick sieht es eigentlich gar nicht so aus, als könnte sich der Magenkranke nicht durchsetzen; oft ist er im Beruf erfolgreich, was ja ein gewisses Durchsetzungsvermögen verlangt. Doch der größte Teil der (im positiven Sinne) aggressiven Energie richtet sich beim Magenkranken nach innen.

Das Problem, das der Magenkranke im Umgang mit der Aggression hat, zeigt ihm sein Symptom: Auf Reize, auf Scharfes, auf die Würze in seinen Speisen und seinem Leben reagiert der Magen gereizt. Beim Essen, ein Vorgang, bei dem der Mensch die Umwelt in sich aufnimmt, verspürt der Magenpatient Schmerzen – noch bevor die Verdauung des Aufgenommenen richtig eingesetzt hat.

Bei der Betrachtung der Auswirkungen dieses Symptoms wird deutlicher, wo die Wurzel der Probleme liegt. Der Patient muß auf Reize verzichten, sich schonen und wie ein Kleinkind Breinahrung essen. Der Magen zeigt also, was das Bewußtsein nicht gerne eingestehen will: Der Magenkranke würde gerne wieder die Geborgenheit der frühen Kindheit erfahren, in der seine Bedürfnisse ohne Kampf, mit einer absoluten Selbstverständlichkeit erfüllt wurden. Der Kranke hat also nicht gelernt, für seine Bedürfnisse einzustehen, sie deutlich zu machen; deshalb ist er nach außen hin aggressionsgehemmt. Doch die dem Körper innewohnende Weisheit läßt sich natürlich nicht so einfach unterdrücken, und so wird dem magenkranken Menschen sein Problem als Symptom vor Augen geführt: der Magen verletzt sich (durch die Magensäure) selbst, die aggressive Energie, die nicht nach außen gerichtet wird, arbeitet nun im Magen.

Das unbewußte Verharren in einer kindlichen Phase zeigt sich beim Magenkranken auch darin, daß er auf Enttäuschungen nicht angemessen reagieren kann. Auch hier zeigt sich die Enttäuschung nicht auf bewußter Ebene, nicht der enttäuschte Mensch reagiert sauer, sondern sein Magen – im wörtlichen Sinne sauer: Er produziert mehr Magensäure, und die Schmerzen treten wieder auf.

Damit verbunden ist, daß der Magenkranke eben auch besonders schnell enttäuscht ist, da er die Erfüllung seiner Bedürfnisse auf unterbewußter Ebene für selbstverständlich hält. In Partnerbeziehungen sind Magenpatienten deshalb auch nicht selten besonders vereinnahmend, ohne Dankbarkeit zu zeigen.

Die Ursachen der Problematik des Magenpatienten liegen oft in seiner frühen Kindheit, die meist durch ein Übermaß an Geborgenheit gekennzeichnet war. Diese Geborgenheit vermißt der Betreffende, wenn er dann älter wird und irgendwann einmal seine Bedürfnisse nicht mehr selbstverständlich erfüllt werden.

Die Aufgabe, die die Magensymptome dem betroffenen Menschen zuweisen, besteht darin, zunächst einmal die kindlichen, dem Erwachsenen nicht mehr adäquaten Wünsche nach absoluter Geborgenheit aufzugeben und durch realistischere zu ersetzen. Es gilt zu lernen, daß die Befriedigung von Bedürfnissen von der Außenwelt abhängt und daß die aggressive Energie, die sich nach innen, gegen den Magen, gewendet hat, nun endlich intensiver für die positive, energische Auseinandersetzung mit der Umwelt eingesetzt werden sollte.

Zwölffingerdarm

Aus dem Magen gelangt der Speisebrei in den Zwölffingerdarm, in dem der Hauptteil der Spaltung, der Analyse der Nahrung stattfindet. Leber und Bauchspeicheldrüse geben ihre Sekrete in den

Zwölffingerdarm ab, wo sie die Säure des Magens neutralisieren und den eigentlichen Verdauungsvorgang einleiten.

Symptome, die sich im Zwölffingerdarm manifestieren, hängen damit zusammen, daß aus dem Magen zuviel Säure kommt. Die Säure greift dann die Wand des Zwölffingerdarms an, die nicht so widerstandsfähig wie die Magenwand ist. Betrachtet man die Aufgabe des Zwölffingerdarms, wird klar, was die Säure hier angreift: den Ort, an dem die Analyse des Aufgenommenen stattfindet.

Die Schmerzen beim Zwölffingerdarmgeschwür treten im Gegensatz zum Magengeschwür nicht gleich bei der Aufnahme neuer Reize (der Nahrung) auf, sondern erst drei Stunden später. Der Schmerz tritt dann auf, wenn sich der Hunger wieder zu melden beginnt.

Das Symptom zwingt den Betroffenen also, sich hinzusetzen und etwas ruhig zu genießen. Genau das fällt ihm nämlich schwer.

Der Zwölffingerdarm – der Ort, gegen den sich die Aggression der Säure richtet – ist ein wichtiger Ort der Analyse. Der Vorgang richtet sich auch im übertragenen Sinne gegen das übermäßige Analysieren der Umwelt. Das Symptom macht deutlich, wie sehr Analysieren und Zerlegen selbstzerfleischend – denn nichts anderes ist solch ein Geschwür – sein kann.

Das Thema des Menschen, der an einem Zwölffingerdarmgeschwür leidet, heißt: Geborgenheit. Über die Geborgenheit war schon in bezug auf den Magen die Rede. Doch hier ist die Problematik eine ganz andere.

Die Botschaft der Schmerzen des Zwölffingerdarm-Patienten lautet: «Weniger Intellekt – mehr Bauch!»

Warum fällt es den Betroffenen so schwer, sich Ruhe und Geborgenheit zu verschaffen? Die Antwort ist auch hier, wie beim Magenpatienten, in der frühen Kindheit zu suchen. Während der Magenkranke jedoch in seiner Kindheit oft ein ungesundes Übermaß an Geborgenheit erfahren hat, ist beim Zwölffingerdarm-Patienten eher ein Mangel an Befriedigung auszumachen. Wer als Kind keine ausreichende Befriedigung seiner Bedürfnisse erfahren hat, konnte auch nie lernen, daß Vertrauen, Ruhe und Genuß zum Leben gehören.

Die Aufgabe, die sich dem Betroffenen vor allem stellt, ist, seine Sehnsüchte und Bedürfnisse, an denen es dem Kind mangelte, nicht immer wieder aufs neue zu analysieren, sondern sie zu akzeptieren und für sie zu kämpfen.

Dünndarm

Anatomisch gesehen ist bereits der Zwölffingerdarm ein Teil des vier bis fünf Meter langen Dünndarms; die Funktionen von *Duodenum* (Zwölffingerdarm) auf der einen und *Jejunum* und *Illeum* (die übrigen Abschnitte des Dünndarms) auf der anderen Seite sind jedoch deutlich voneinander zu unterscheiden.

Im Dünndarm geht es um das Verarbeiten und die Integration der Außenwelt. Bei Entzündungen des Dünndarms lenken die Symptome die Aufmerksamkeit des Betroffenen also auf Probleme mit der Verinnerlichung der Umwelt. Irgendwie gelingt es nicht, die oberflächlichen Kontakte, die man mit seiner Umwelt aufnimmt, zu vertiefen und das für die seelische Entwicklung Notwendige aus Ihnen anzunehmen.

Die voluminösen Durchfälle, die ein Symptom von Dünndarmentzündungen sind, zeigen, daß der Betreffende «Schiß» hat, Angst vor dem Leben, vor allem aber Angst vor der Verbindung und Verinnerlichung der bedrohlichen Außenwelt.

In der Tat ist zunächst ein Rückzug auf sich selbst nötig; der Durchfall und die Bauchschmerzen zwingen den Betroffenen, sich auf ein stilles Örtchen zurückzuziehen und sich mit dem Problem in seiner Mitte zu befassen. Der Patient wird durch sein Symptom darauf hingewiesen, daß er sich krampfhaft zurückzieht und abschottet.

Diese Abschottung ist meist das Ergebnis einer ganz bestimmten Art des Familienlebens; typischerweise grenzte sich die Familie gegen die Außenwelt ab, so daß eine Auseinandersetzung oder gar eine Integration nie gelernt werden konnte.

Das aber hat noch weiterreichende Konsequenzen. Denn letztendlich kann man nur an der Auseinandersetzung mit anderen, mit dem, was außerhalb einem selbst liegt, wachsen und sein Potential entwickeln. Die mangelnde Verbindung zum Außen läßt auch das Innen verkümmern. Wenn der Dünndarm sich nicht mehr zu seiner Aufgabe stellt, die Nahrung aufzunehmen und in den Körper zu integrieren, ist das ein Hinweis darauf, daß es dieser Integrationsmangel im seelischen Bereich ist, der krank macht.

Das Thema des Dünndarmpatienten ist also vorrangig die Integration von neuen Erfahrungen in die Persönlichkeit. Wenn er lernt, sich auf tiefere Kontakte einzulassen, wird es nicht mehr nötig sein, das Problem auf körperlicher Ebene auszuleben. Dieser Lernschritt zieht dann auch weitere nach sich, denn mit der intensiveren Auseinandersetzung mit der Umwelt werden bislang schlummernde Fähigkeiten aktiviert – und der Weg zur Ganzheit wird beschritten.

Blinddarm

Nachdem die neuen Eindrücke analysiert und im Dünndarm in das Selbst aufgenommen und integriert wurden, tritt das, was noch übriggeblieben ist, in den Dickdarm ein. Bevor wir auf den eigentlichen Dickdarm, *Colon*, zu sprechen kommen, wollen wir kurz den Blinddarm, den ersten Abschnitt des Dickdarms, betrachten.

Der Blinddarm und sein Anhängsel, der Wurmfortsatz oder *Appendix*, sind entwicklungsgeschichtlich alte Teile des Verdauungstraktes, die für den Menschen offenbar keine physiologische Funktion erfüllen. Auf der Symbolebene bedeutet das, daß der Blinddarm für Vergangenes, der Gegenwart nicht mehr Angemessenes steht.

Bei einer Appendizitis («Blinddarm»entzündung) wird ein Konflikt ausgetragen, der eigentlich der Kindheit angehört: Letztendlich handelt es sich um einen unbewußten Konflikt mit dem eigenen Schatten.

Die Symptome zwingen den Betroffenen zu Ruhe und Nachdenken, zwingen ihn also dazu, zu analysieren und zu verdauen.

Das Thema, das die Appendizitis deutlich machen will, ist die

Polarität der Welt. Nur für den Säugling besteht noch die Einheit des Bewußtseins mit der Natur, die Einheit von Ich und Du. Wenn das Kind älter wird, wird die Einheit durchbrochen – ein schwieriger Wechsel der Weltsicht. In der Kindheit ist deshalb die «Blinddarmentzündung» am häufigsten. Wenn die Bewältigung der Bewußtseinstransformation in der Kindheit nicht vollzogen wurde, kann sich der Konflikt auch noch beim Erwachsenen im Blinddarm manifestieren und ihn auf seinen Mangel hinweisen.

Die Aufgabe, die sich dem Menschen bei einer Blinddarmentzündung stellt, lautet also: «Lasse die Welt der Gegensätze in dein Bewußtsein, nur so kann die Welt der Gegensätze überwunden werden.»

Dickdarm

Im Dickdarm landet das Verdaute – nun handelt es sich darum, sich selbst nicht zu verlieren und das Notwendige zurückzuhalten: vor allem Wasser, aber auch Mineralien und Vitamine. Doch nicht nur Nehmen, sondern auch Geben ist Aufgabe des Darms. Er scheidet das Feste, Materielle, körperlich nicht Notwendige aus.

Im Darm leben Myriaden von Bakterien in Symbiose mit dem Menschen – es besteht ein harmonisches Gleichgewicht, von dem beide profitieren. Wenn der Umgang mit den Polen Geben/Nehmen gestört ist, zeigt der Körper dies durch entsprechende Symptome.

Eines dieser Symptome sind Blähungen. Blähungen zeigen an, daß etwas nicht richtig verdaut wurde, daß es nun in einem gärt und man endlich einmal Dampf ablassen möchte. So gesehen sind Blähungen auch eine Störung der Kommunikation: anstatt seine Gefühle geradeheraus zu zeigen, stänkert man lieber hinten herum.

Blähungen zwingen den Stänkerer zur Ehrlichkeit; ob er will oder nicht – jetzt kommen seine unterdrückten Aggressionen durch die Hintertür zum Vorschein. Er muß sie entweder akzeptieren oder sich aus der Kommunikation bewußt zurückziehen.

Ein anderes, weitverbreitetes Symptom, das meist dem Dickdarm und seiner Symbolik des Gebens und Nehmens zugeordnet werden muß, ist der Durchfall. Beim Durchfall kann nicht mehr festgehalten werden, man verliert mit dem Wasser, den lebenswichtigen Mineralien und Vitaminen auch einen Teil seines Selbst.

Durchfall tritt besonders deutlich in Angstsituationen auf; nicht umsonst heißt es von jemandem, der Angst hat, er habe «Schiß», oder wenn er von der Angst überwältigt wird, er habe «die Hosen voll». Die Angst ist letztlich die Angst davor, sich in einer Situation wiederzufinden, in der man die Kontrolle verliert. Diese Angst vor Kontrollverlust ist jedoch meist nicht bewußt und wurde auch niemals aufgearbeitet: Also muß der Körper wieder als Lehrer herhalten, um den Kontrollverlust ins Bewußtsein zu rücken und Druck zu machen.

Das Symptom Durchfall zwingt den Betroffenen, sich zurückzuziehen und den Dingen ihren Lauf zu lassen.

Genau das ist nämlich der Punkt, an dem zu arbeiten ist. Menschen, die häufig unter Durchfall leiden, haben als Kinder meist eine rigide Sauberkeitserziehung über sich ergehen lassen müssen. Ohne Notwendigkeit mußten sie lernen, festzuhalten und sich zu verkrampfen.

Die erste Lernaufgabe für diese Menschen besteht darin, zunächst einmal das Loslassen auf seelischer Ebene, mehr Spontaneität, zu lernen, damit es ihnen ihr Darm nicht immer wieder vorführen muß. Das Loslassen ist notwendig, um erst einmal Ballast abzuwerfen, sich von unnötigen Lasten zu befreien und sich innerlich zu reinigen, um wieder aufnahmebereit zu werden.

Ist dieser Schritt getan, ist es Zeit, das verworfene Alte durch Neues, durch eigene Gesetze und Grenzen, zu ersetzen.

Die Problematik bei der Verstopfung ist in vieler Hinsicht der des Durchfalls ähnlich, wenn auch mit umgekehrten Vorzeichen.

Bei der Verstopfung kann man nicht loslassen, obwohl man es im Grunde gerne möchte. Doch das Symptom zeigt, daß das Loslassen nicht das primäre Ziel sein kann. Es zwingt den Betroffenen, zu erkennen, daß Druck zu machen allein nicht ausreicht.

Die Ursachen für die Starrheit und das übermäßige Festhalten liegen auch bei diesem Problem in der Kindheit des Betroffenen.

Alles wurde nach Geld und materiellem Nutzen bewertet: die Leistungen in der Schule, das Helfen im Haushalt, «gutes» Verhalten ... Das Kind lernte also, alles auf seine Verwertbarkeit hin zu prüfen, aus allem noch das Letzte zu holen − ob es nun gebraucht wurde oder nicht. Genau dieses Problem bildet der Darm nun auf physischer Ebene ab: Alles wird den übriggebliebenen Nahrungsresten entzogen, alles Wasser, das der Körper aufnehmen kann, wird dem Nahrungsbrei entzogen − bis schließlich kaum noch Bewegung möglich ist und selbst das absolut Unverwertbare noch zurückgehalten wird.

Die Lernaufgabe des unter Verstopfung Leidenden entspricht der des Durchfallpatienten; doch er muß den umgekehrten Weg gehen. Bevor er sich öffnen und loslassen kann, muß er sich zunächst einmal darüber klarwerden, daß die von außen an ihn herangetragenen Leistungserwartungen nicht zu ihm selbst gehören, und er muß lernen, sich eigene Grenzen zu setzen. Erst dann wird er sich nicht mehr so exzessiv an das Materielle klammern und durchlässiger werden.

Leber

In der Leber werden die Nährstoffe, die der Darm aufnimmt und die dann mit dem Blut über die Pfortader in die Leber transportiert werden, teilweise in Energie umgewandelt, und teilweise umgebaut, so daß sie für den Körper nutzbar werden. Außerdem entgiftet die Leber das Blut.

Die Leber spielt also eine ganz besondere Rolle. Die Leber ist der Ort der Transformation von Materie in Energie. Gleichzeitig ist sie der unbestechliche Wächter, der negativen Kräften den Eingang ins Wesen verwehrt.

Leberprobleme weisen darauf hin, daß die Grenze zwischen Gut und Schlecht nicht mehr deutlich ist − ohne daß dadurch das Befangensein in der polaren Welt aufgehoben wäre.

Der Leberkranke wird von seinem Symptom dazu gezwungen, klar zu unterscheiden, was «gut» und was «schlecht» ist. Besonders die Dinge, die vorher kritiklos geschluckt wurden (Medikamente, Alkohol oder Weltanschauungen), müssen nun bewußt beachtet und gemieden werden.

Ob nun Alkohol, Drogen oder Medikamente die Leber belasten: Stets handelt es sich um ein scheinbares Heil, das der Betroffene außerhalb seiner selbst sucht. Auf seelisch-geistiger Ebene sind es Weltanschauungen, Ideologien oder Religionen, in denen man sein Heil zu finden hofft und die einem letztlich doch nur Energie entziehen.

Erst wenn die Grenzen zwischen Gut und Böse für den Betroffenen geklärt sind, kann er sie von einem höheren Standpunkt aus eventuell in Frage stellen, seinen Horizont erweitern und wieder über seine Energie verfügen.

Galle

Die Gallenblase sammelt die Gallenflüssigkeit, die die Leber produziert. Diese Flüssigkeit besteht aus Stoffwechselprodukten und Gallensäuren; sie wird in den Zwölffingerdarm abgegeben, wo sie die Fettverdauung einleitet.

Wie eng die Galle mit der Persönlichkeit zusammenhängt, deutete sich schon in der altgriechischen «Säftelehre» an, derzufolge der Charakter des Menschen von dem Verhältnis von vier Kräften – Blut, Schleim, schwarze und gelbe Galle – abhängig ist. Zwei Grundtypen werden über die Galle definiert, der *Choleriker* («Der Gallehebende») und der *Melancholiker* («Der Schwarzgallige»).

Der Choleriker produziert ein Übermaß an Galle; wenn kein Fett vorhanden ist, das verdaut werden müßte, nichts, was man am Durchrutschen hindern müßte, keine Aufgaben, die gelöst werden müssen, dann schäumt der Choleriker über. Er staut seine Aggressionen nicht lange auf, sondern reagiert sofort «gallig». Er sieht Konflikte, wo keine sind, braust auf, ohne damit etwas zu erreichen – seine Energie geht ins Leere. Aber immerhin steht dem Choleriker die Energie zur Verfügung; wenn er sich die richtigen Herausforderungen sucht und auch seiner Galle die Genüsse gönnt, nach denen sie verlangt, wird ihm seine Energie für sein inneres Wachstum und die Erfüllung seines Potentials nützen können.

Der Melancholiker dagegen staut seine Energie auf; damit erreicht er allerdings nicht, daß ihm mehr Energie zur Verfügung stünde, sondern, daß sich die Energie als Aggression gegen ihn selbst richtet. Auf körperlicher Ebene staut sich die ursprünglich gelbe Galle, bis sie dunkel, «schwarz» geworden ist. Die seelische Situation kennt der Volksmund; der Melancholiker sieht schwarz, seine Stimmung ist düster. Für ihn stellt sich die Aufgabe, seine angestauten geheimen Aggressionen wieder in Fluß zu bringen und sie für die Bewältigung der eigenen Lebensaufgaben einzusetzen.

Derjenige, der seine Galle staut, verträgt kein Fett; er muß auf das «fette Leben», auf das Genießen und das unbeschwerte Zugreifen verzichten. So zwingt ihn sein Symptom dazu, sich diese Abwehr der angenehmen Seiten des Lebens bewußt zu machen. Werden ihm seine Blockaden auf seelischer Ebene bewußt, kann er damit beginnen zu lernen, die gallige Energie freier fließen zu lassen – und wird dann auch mehr verdauen und unbeschwerter sein Leben genießen können.

Pankreas

Die Bauchspeicheldrüse oder das Pankreas erfüllt zwei Aufgaben: Hier werden einerseits die starken Verdauungssäfte gebildet, die unter anderem Fleisch zerfetzen, andererseits entsteht im Pankreas das Insulin, das den Blutzuckerhaushalt reguliert.

Vieles von dem, was bei Leber und Galle besprochen wurde, gilt in ähnlicher Weise auch für die Bauchspeicheldrüse. Auch hier werden Aggressionen, die im seelischen Bereich verdrängt werden, aufgestaut und richten sich nach innen; die Symptome – Bauchschmerzen und Unverträglichkeit von Genußmitteln – machen das Problem für den Betroffenen deutlich spürbar.

Die Symptome zwingen den Betroffenen, sich mit seiner Analysefähigkeit auseinanderzusetzen. Er hat nun nicht mehr die Möglichkeit, durch die Flucht in Alkohol oder übermäßiges Essen die geistig-seelische Auseinandersetzung mit der Welt zu vermeiden.

Sich den Konflikten bewußt zu stellen ist jedoch notwendig, wenn sich die Aggressionen nicht im Bauch manifestieren sollen.

Krebs im Bauchraum

Krebs ist in den modernen Industrieländern eine der häufigsten Todesursachen.

Bei einer Krebs-Erkrankung lösen sich Zellen aus der Körpergemeinschaft und verfolgen rücksichtslos ihre Vermehrung. Die Zellen kooperieren nun nicht mehr mit dem Rest des Körpers, erfüllen ihre ursprünglichen Aufgaben nicht mehr und verdrängen die «normalen» Zellen in ihrer Umgebung – und sie gewinnen damit ein Stück Unsterblichkeit, denn während die Körperzellen eine begrenzte Lebensdauer haben, nach der sie sterben, um neuen Zellen Platz zu machen, sind die Krebszellen potentiell unsterblich. Solange sie Nährstoff haben, teilen und vermehren sie sich ungehemmt. Doch die gewonnene Unsterblichkeit ist natürlich nur eine scheinbare, denn das rücksichtslose, nicht vorausschauende Wachstum tötet schließlich den Menschen – und damit auch den Krebs.

Eine Erkrankung an Krebs weist darauf hin, wie entfremdet man Teilen des Selbst, des Schattens, ist. Wenn dunkle Seiten konsequent verdrängt werden, wenn man sich weigert, sich selbst als Ganzes anzunehmen, wird einem der Körper mit seinen Mitteln zeigen, daß es so nicht weitergehen kann. Der Schatten spaltet sich – auf körperlicher Ebene als Krebswucherung – von dem Rest des Selbst ab und führt einem vor Augen, was bisher mit aller Kraft verdrängt wurde.

Der an Krebs Erkrankte war als Kind nicht selten einem hohen Anpassungsdruck ausgeliefert; einem Druck, der schließlich dazu führte, daß Teile der individuellen Persönlichkeit und der seelischen Bedürfnisse unterdrückt und vernachlässigt wurden.

Damit die eigenen unterdrückten Wesensteile sich symbolisch als Krebs von der Solidargemeinschaft des Körpers abspalten, muß allerdings noch ein weiterer Faktor hinzukommen: der Betroffene hat aufgegeben und resigniert, er vernachlässigt nicht nur sein ganzes Selbst, sondern es fehlt ihm zusätzlich an grundsätzlichem Vertrauen.

Das Symptom Krebs zwingt den Kranken zu einer Entscheidung: Leben oder Tod. In jedem Fall aber wird sich das Leben verändern müssen.

Die primären Lernaufgaben des Krebskranken bestehen darin, zu lernen, die eigenen Interessen durchzusetzen, sie zu akzeptieren, das Vertrauen in seine eigene Ganzheit – einschließlich des Schattens – wiederzugewinnen und so wieder zur Ganzheit zu finden.

Natürlich ist es nicht «zufällig», wo sich Krebs zuerst manifestiert. Beim Krebs im Bauchraum handelt es sich um eine massive Verdrängung der eigenen Mitte; der Krebspatient hat seinen Bauch, seinen Mittelpunkt aufgegeben – und dieser macht sich nun selbständig.

Der Krebspatient muß lernen, sich selbst anzunehmen, den Weg zu seiner Mitte zu finden und dort wieder Frieden mit seinem verdrängten (und nun seinerseits das Leben des Betroffenen verdrängenden) Schatten zu schließen.

Die Kunst der richtigen Deutung

Wenn man die Botschaften seines Bauches verstehen will, muß man die Symptom-«sprache» übersetzen. Eine Übersetzung kann jedoch nie dasselbe sein wie das Original. Eine Übersetzung ist immer auch eine Deutung – eine Deutung dessen, was der Autor eines Buches oder in diesem Fall der Körper, denn nun wirklich ausdrücken möchte.

In der Sprache hat sich in vielen Redewendungen etwas von dem Wissen erhalten, über das Vorfahren noch verfügten. Einige dieser Wendungen, die auf die Beziehung zwischen dem Bauch und den Gefühlen hinweisen, wurden ja bereits erwähnt.

Doch mit den Redewendungen und Sprichwörtern ist es natürlich nicht getan. Eine richtige Deutung der Krankheit ist eine

Kunst, die Einfühlungsvermögen und Intuition verlangt. Darüber hinaus ist es jedoch wichtig, genau und aufmerksam zu beobachten, um nicht zu Fehlinterpretationen zu gelangen, die dann nichts zur Heilwerdung beitragen können und die wahren Probleme nur ver-

schleiern.

Jede Krankheit ist so individuell wie der Mensch, an den sich ihre Botschaft richtet.

Die Bedeutung der Krankheitssymptome können Sie leichter entschlüsseln, wenn Sie sich folgende Fragen stellen:

- Zu welchem Verhalten zwingt Sie das Symptom?
- Welche geheimen Wünsche und Bedürfnisse werden in diesem Verhalten offenbar?
- Zu welchen Einschränkungen zwingt Sie das Symptom?
- Was bedeuten diese Einschränkungen für Sie?
- Was würde sich für Sie ändern, fiele das Symptom fort?
- Wie reagiert die Umwelt auf Sie, seit Sie dies Symptom haben?
- Welche Assoziationen steigen auf, wenn Sie an Ihr Symptom denken?

Um an eigenen Symptomen zu arbeiten, bedarf es einer gewissen Offenheit. Wenn eine Deutung spontan und emotional abgelehnt wird, sollte man dies als Signal auffassen, daß die Deutung möglicherweise gerade deshalb zutrifft. Die Betroffenheit macht es einem dann schwer, eine gewisse «Objektivität» zu wahren. Deshalb ist es oft sehr hilfreich, zwei «Methoden» einzusetzen:

Stellen Sie sich vor, Sie würden versuchen, die Bedeutung der Symptome Ihres Zwillingsbruders herauszufinden – das ermöglicht es Ihnen, nicht gleich eine psychische Abwehr aufzubauen, sobald persönliche kritische Bereiche berührt werden.

Sprechen Sie mit guten Freunden, denen Sie vertrauen, über Ihre Deutung. Es ist nicht immer so, daß man sich selbst am besten kennt – Bereiche, die man verdrängt, sind anderen Menschen oft bewußter. Lehnen Sie Deutungen anderer niemals in Bausch und

Bogen ab. In der Wahrnehmung des anderen *sind* Sie, wie er Sie sieht.

Warum stimmt Ihre Wahrnehmung Ihrer selbst nicht mit der Wahrnehmung Ihres Gegenübers überein? Ist Ihre Selbstwahrnehmung gut ausgeprägt? Können Sie sich angemessen äußern; lassen Sie überhaupt zu, daß der andere Sie erkennt?

Aber wie auch immer Sie vorgehen wollen, um die Symptome zu deuten, die sich in Ihrem vitalen Zentrum, dem Bauch, manifestieren – letztendlich ist die Deutung der Krankheitsbilder eine Kunst. Vertrauen Sie also Ihrer Intuition und Ihrer inneren Weisheit. Wenn Sie dieses Vertrauen aufbringen können, werden Sie von Ihren Symptomen lernen können und den Weg gehen, der das Ziel ist. Ihre Symptome werden nach und nach unnötig, wenn Sie sich selbst kennen und lernen, Probleme, Ängste, Erfahrungen und Erinnerungen auf einer bewußten und angemessenen Ebene auszudrücken und anzunehmen.

Die Integration der unbewußten, verdrängten Bereiche in der Persönlichkeit heißt, den Weg zu gehen, der einen zu sich selbst führt, zum ganzen, gesunden und wahrhaft heilen Menschen.

Wer andere kennt, ist klug;
wer sich selbst kennt, ist weise.
Wer andere besiegt, ist mächtig;
wer sich selbst besiegt, ist stark.

Lao Tse, «Tao te King»

Literatur

Brown, Malcolm: Die heilende Berührung. Synthesis, Essen 1988   *221*

Collier, Renate: Wie neugeboren durch Darmreinigung. Gräfe und Unzer, München 1995

Dethlefsen, Thorwald / Dahlke, Rüdiger: Krankheit als Weg. Goldmann, München 1998

Downing, George: Partner-Massage. Goldmann, München 1994

Dürckheim, Karlfried Graf: Hara, die Erdmitte des Menschen. O. W. Barth, München 1983

Dürckheim, Karlfried Graf: Übungen des Leibes auf dem inneren Weg. Martin Lurz, München 1981

Fischer-Rizzi, Susanne: Aromamassage. Hugendubel, München 1993

Gadalla, Ulaya: Bauchtanz. Falken, Niedernhausen 1995

Ghazal, Eluan: Bauchtanz, Wellen des Körperglücks. Ariston, München 1995

Leboyer, Frédérick: Sanfte Hände. Kösel, München 1995

Lodes, Hiltrud: Atme richtig. Goldmann, München 1994

Lowen, Alexander: Bioenergetik als Körpertherapie. Rowohlt, Reinbek 1998

Middendorf, Ilse: Der Erfahrbare Atem. Jungfermann, Paderborn 1995

Pflugbeil, Karl J. / Niestroy, Irmgard: Gesundheit aus dem Bauch. Wie Sie Ihren Darm und damit Ihren Körper fit halten. Langen-Müller, München 1998

Schwarz, Aljoscha A. / Schweppe, Ronald P.: Aromatherapie. Düfte für die Seele. Humboldt, München 1995

Schwarz, Aljoscha A. / Schweppe, Ronald P.: Bioenergetik easy. Humboldt, München 1995

Schwarz, Aljoscha A. / Schweppe, Ronald P.: Shiatsu easy. Humboldt, München 1995

Schwarz, Aljoscha A. / Schweppe, Ronald P.: Reflexzonenmassage für Fuß, Hand und Ohr. Rowohlt, Reinbek 1995

Schwarz, Aljoscha A. / Schweppe, Ronald P.: Reiki – Heilen durch Handauflegen. MVG, München 1997

Schwarz, Aljoscha A. / Schweppe, Ronald P.: Gewürzheilkunde. MVG, München 1996

222   Schwarz, Aljoscha A. / Schweppe, Ronald P.: Heilen mit Gewürzen. Droemer / Knaur, München 1997

Selby, John: Liebevolle Massage. (Toncassette). Felicitas Hübner, Waldeck 1991

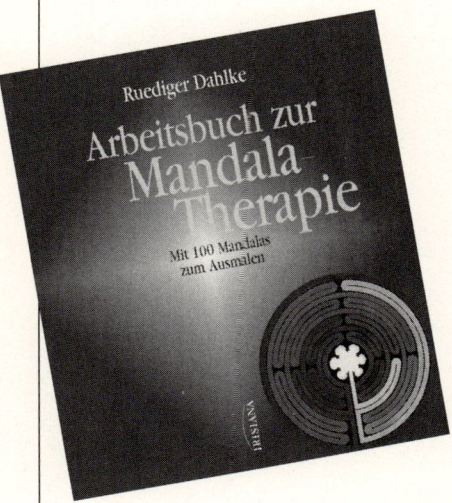
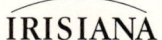

Ilona Daiker /
Barbara Kirschbaum
Die Heilkunst der Chinesen
*Qigong · Akupunktur ·
Massage · Ernährung ·
Heilkräuter*
(rororo sachbuch 60275)
Zwei erfahrene und speziali-
sierte Heilpraktikerinnen ge-
ben interessierten Laien einen
Überblick über alle Bereiche
der chinesischen Medizin –
praxisbezogen, fundiert und
ohne jedes «Fachchinesisch»:
Geschichte, Grundbegriffe
des chinesischen Denkens und
Therapieverfahren werden
vorgestellt.

Ilona Daiker
Shiatsu *Heilende Berührung
für Körper, Geist und Seele*
(rororo sachbuch 60529)
Sie erfahren alles über die
Grundlagen des Shiatsu und
das Wirkungsspektrum des
professionellen Shiatsu. Wer
sich selbst, seinem Partner
oder seinen Freunden etwas
Gutes tun möchte, findet
zudem einfache Techniken
und entspannende Dehnungs-
übungen für zu Hause.

Inga-Maria Richberg
Praktische Homöopathie heute
*Anleitung zur
Selbstbehandlung*
(rororo sachbuch 60276)
Die Homöopathie erfreut
sich immer größerer Beliebt-
heit, und das Bedürfnis nach
Selbstbehandlung nimmt entsprechend zu. Dieser Band
ermöglicht medizinischen
Laien, eigenständig mit der
Homöopathie zu experimen-
tieren, ohne dabei fahrlässig
zu handeln.

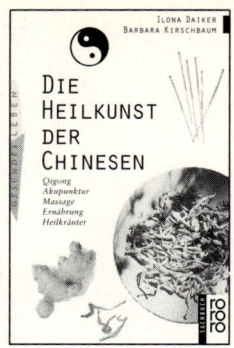

Kuan Hin
**Chinesische Massage und
Akupressur** *Eine Anleitung
zur Selbsthilfe*
(rororo sachbuch 19346)
Die in diesem Band vorge-
stellten, besonders sanften
Methoden dienen sowohl der
Vorbeugung und Gesunder-
haltung von Körper und Geist
als auch der Linderung und
Heilung von akuten Beschwerden wie Nervosität, Depressionen, Schlafstörungen,
Ekzeme und vieles mehr.

Mathias Dorcsi
Homöopathie heute *Ein
praktisches Handbuch*
(rororo sachbuch 18562)

Ein Gesamtverzeichnis aller
lieferbaren Titel der Reihe
rororo gesundes leben finden
Sie in der *Rowohlt Revue*.
Vierteljährlich neu. Kosten-
los in Ihrer Buchhandlung.

Rowohlt im Internet:
www.rowohlt.de